TMS & EMS
DER LEITFADEN

TMS & EMS
DER LEITFADEN

TIPPS, TRICKS UND
BEARBEITUNGSSTRATEGIEN
FÜR DEN MEDIZINAUFNAHMETEST
IN DEUTSCHLAND UND DER SCHWEIZ

2. AUFLAGE

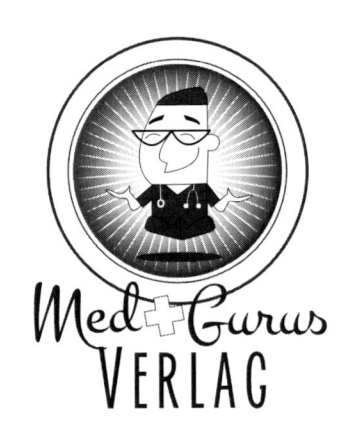

MedGurus
VERLAG

Zuschriften und Kritik an
MedGurus Verlag; Hetzel, Lechner, Pfeiffer GbR; Am Bahnhof 1, D-74670 Forchtenberg
E-Mail: verlag@medgurus.de

Bibliografische Information der Deutschen Nationalbibliothek
Die Deutsche Nationalbibliothek verzeichnet diese Publikation in der Deutschen Nationalbibliografie; Detaillierte bibliografische Daten sind im Internet über http://www.dnb.de/DE/Kataloge/kataloge_node.html abrufbar.

Alle Rechte vorbehalten
1. Auflage März 2013
2. Auflage November 2013
© MedGurus Verlag, Forchtenberg
Umschlag: Baska Wolna
Lektorat: Laura Schmidt
Layout: Marte Kiessling
Druck und Bindearbeit: Schaltungsdienst Lange, Berlin

Das Werk einschließlich aller seiner Teile ist urheberrechtlich geschützt. Jede Verwertung außerhalb der engen Grenzen des Urheberrechtsgesetzes ist ohne Zustimmung des Verlages unzulässig und strafbar. Das gilt insbesondere für Vervielfältigungen, Übersetzungen, Mikroverfilmungen und die Einspeicherung und Verarbeitung in elektronischen Systemen.

Printed in Germany
ISBN-13: 978-3200029750
ISBN-10: 3200029757

INHALTSVERZEICHNIS

1. VORWORT 10
2. AUFBAU DES LEITFADENS 11
3. AUFBAU DES TMS UND EMS 12
   - 3.1 Aus welchen Teilen setzt sich der Aufnahmetest zusammen? 12
4. VORBEREITUNG AUF DEN TMS BZW. EMS 15
   - 4.1 Welche Tests lassen sich besser trainieren als andere? 15
   - 4.2 Welchen Punktewert muss man für einen Studienplatz erreichen? 15
   - 4.3 Wie viel Zeit sollte man in die Vorbereitung investieren? 17
   - 4.4 Ist eine Vorbereitung in der Gruppe einer selbstständigen Vorbereitung vorzuziehen? 18
   - 4.5 Ist ein TMS bzw. EMS Probetest empfehlenswert? 18
   - 4.6 Wie regelmässig sollten die einzelnen Untertests trainiert werden? 19
   - 4.7 Was sind die nächsten Schritte? 22
5. UNTERTEST: KONZENTRIERTES UND SORGFÄLTIGES ARBEITEN 24
   - 5.1. Allgemeines und Aufbau 24
   - 5.2. Markierungsregeln der letzten Jahre 24
   - 5.3. Ermittlung des Punktwerts 25
   - 5.4. Bearbeitungstipps 27
   - 5.5. Trainingspensum und -anleitung 29
6. UNTERTEST: FIGUREN LERNEN 36
   - 6.1. Allgemeines und Aufbau 36
   - 6.2. Bearbeitungsstrategie 37
   - 6.3. Weitere Bearbeitungstipps 39
   - 6.4. Zusatzstrategie „Eckentrick" 39
   - 6.5. Trainingspensum und -anleitung 41
   - 6.6. Übungsaufgaben 42
7. UNTERTEST: FAKTEN LERNEN 46
   - 7.1. Allgemeines und Aufbau 46
   - 7.2. Bearbeitungsstrategie 47
   - 7.3. Weitere Bearbeitungstipps 50
   - 7.4. Trainingspensum und -anleitung 52
   - 7.5. Übungsaufgaben 53

8. UNTERTEST: TABELLEN UND DIAGRAMME 56

- 8.1. Allgemeines und Aufbau 56
- 8.2. Bearbeitungsstrategie 56
- 8.3. Welche Diagrammtypen werden häufig gefragt? 57
- 8.4. Absolute und relative Angaben 58
- 8.5. Prozent und Prozentpunkt 59
- 8.6. Säulendiagramme 61
- 8.7. Kurvendiagramme und Kurvenzüge 62
- 8.8. Weitere Bearbeitungstipps 67
- 8.9. Trainingspensum und -anleitung 68

9. UNTERTEST: PLANEN UND ORGANISIEREN 70

- 9.1. Allgemeines und Aufbau 70
- 9.2. Bearbeitungstipps 70
- 9.3. Trainingspensum 71
- 9.4. Übungsaufgaben 71
- 9.5. Lösungen 78

10. UNTERTEST: MUSTER ZUORDNEN 92

- 10.1. Allgemeines und Aufbau 92
- 10.2. Bearbeitungsstrategie 93
- 10.4. Übungsaufgaben 97

11. UNTERTEST: SCHLAUCHFIGUREN 104

- 11.1. Allgemeines und Aufbau 104
- 11.2. Bearbeitungsstrategie 110
- 11.3. Bearbeitungstipps 118
- 11.4. Trainingspensum und -anleitung 119

12. UNTERTEST: TEXTVERSTÄNDNIS 130

- 12.1. Allgemeines und Aufbau 130
- 12.2. Lösungsstrategie 133
- 12.3. Trainingspensum und -anleitung 143
- 12.4. Übungsaufgaben 144

13. UNTERTEST: MEDIZINISCH-NATURWISSENSCHAFTLICHES GRUNDVERSTÄNDNIS 152

- 13.1. Allgemeines und Aufbau 152
- 13.2. Bearbeitungstipps 152
- 13.3. Beispielaufgaben und Einüben der Strategie 153
- 13.4. Trainingspensum und -anleitung 160

    13.5. Übungsaufgaben 161

14. **ALLGEMEINE TIPPS UND RATSCHLÄGE ZUM TMS UND EMS** **166**

    14.1. Positiv denken! 166

    14.2. Selbstmotivation 166

    14.3. EntspannungsÜbungen 167

    14.4. Allgemeine Ratschläge 169

15. **BÜCHEREMPFEHLUNG** **174**

    15.1. Übungsmaterial zu allen Untertests 174

    15.2. Übungsmaterial zu ausgewählten Untertests 175

16. **LITERATURVERZEICHNIS** **182**

17. **ABBILDUNGSVERZEICHNIS** **184**

EINLEITUNG

1. VORWORT

Danke für den Erwerb dieses Leitfadens.

Hinter dem Namen **MedGurus** verbirgt sich eine Gruppe von motivierten Medizinstudenten und bereits approbierten Ärzten, die es sich zur Aufgabe gemacht haben, Medizininteressierten zu ihrem Studienplatz zu verhelfen. Es ist uns ein Anliegen Chancengleichheit bei der Vorbereitung auf den Medizinertest herzustellen und keine Selektion durch überteuerte Vorbereitungskurse und -material zu betreiben. Wir bieten daher seit 2007 Vorbereitungskurse und Übungsmaterial für den Medizinaufnahmetest zu studentisch fairen Preisen an. In diesen Jahren haben wir mehrere Hundert Medizininteressierte auf ihrem Weg zum Studienplatz begleitet und ihnen zu ihrem Erfolg verholfen.

Wir haben uns entschlossen, unsere über die Jahre gesammelten und verbesserten Lösungsstrategien, Tricks und Tipps für den Aufnahmetest in einem Buch zur selbstständigen Vorbereitung zu veröffentlichen. Der Leitfaden enthält Lösungsstrategien und Übungsaufgaben zu jedem Untertest und berücksichtigt speziell all die Fragen und Schwierigkeiten, die uns aus den Vorbereitungskursen bekannt sind. Statistisch gesehen scheint sogar eine selbständige Vorbereitung mehr zu bewirken als die Teilnahme an Kursen. (Freiburg, Vorbereitungsreport 2005. Vorbereitung auf den EMS – was und wie viel ist richtig?, 2005) Der Leitfaden eignet sich somit als Nachschlagewerk und Begleiter für eine selbstständige Vorbereitung, bei der das Lernpensum selbst eingeteilt werden kann.

Unsere Bücher werden regelmäßig auf den neusten Stand gebracht und an Änderungen im Test angepasst. Das Konzept unserer Buchreihe ist simpel. Der Leitfaden zum TMS & EMS erklärt umfangreich und anhand von Beispielen die Lösungsstrategien für die einzelnen Untertests. Daneben gibt es die Übungsbücher zu den jeweiligen Untertests, die ausreichend Aufgaben bereitstellen, um die Lösungsstrategien einzuüben.

Für Feedback zum Buch haben wir immer ein offenes Ohr. Eure Wünsche, Anregungen und Verbesserungsvorschläge setzen wir gerne um. Wir sind für euch unter folgender E-Mail-Adresse erreichbar: **buecher@medgurus.de** Ihr findet uns auch im Social Network unter www.facebook.com/medgurus bzw. „Med Gurus Vorbereitung & Verlag". Hier veröffentlichen wir regelmäßig Neuigkeiten zum Test. Like it!

Übrigens werden 5 % des Gewinns der **MedGurus GbR** für karitative Zwecke gespendet. Detaillierte Infos dazu findet ihr auf unserer Homepage.

Wir wünschen euch viel Spaß bei der Bearbeitung, eisernes Durchhaltevermögen für die Vorbereitung und nicht zuletzt großen Erfolg für den Eignungstest!

Euer Autorenteam
Anselm Pfeiffer, Constantin Lechner und Alexander Hetzel
Mehr unter www.medgurus.de - Eine Initiative von und für Studenten

2. AUFBAU DES LEITFADENS

Dieser Leitfaden behandelt neun von zehn Untertests des EMS und acht von neun Untertests des TMS. Allein der Untertest *Quantitative und formale Probleme* wird hier aus Gründen des Buchumfangs nicht besprochen. Der Leitfaden behandelt den Aufbau des TMS/EMS, gibt Ratschläge zur gezielten Vorbereitung und detaillierte Informationen zu den Untertests *Konzentriertes und sorgfältiges Arbeiten, Fakten lernen, Figuren lernen, Tabellen und Diagramme* und *Planen und Organisieren, Muster zuordnen, Schlauchfiguren, Textverständnis* und *medizinisch naturwissenschaftliches Grundverständnis*. Darüber hinaus werden Auskünfte gegeben, wie Du am besten typische Anfängerfehler im TMS/EMS vermeidest und wie Du Dich psychologisch auf den Test vorbereiten kannst. Weitere Buchempfehlungen zur strukturierten Vorbereitung am Schluss runden das Werk ab und sollten einer umfassenden Vorbereitung auf den Aufnahmetest Rechnung tragen.

Die Aufgaben und Strategien werden anhand der öffentlich zugänglichen Übungsbücher Test für medizinische Studiengänge I – Originalversion I des TMS ISBN: 380172168X und Test für medizinische Studiengänge II – Originalversion II des TMS ISBN: 3801721698 besprochen, die mit wenigen Ausnahmen das einzige authentische Übungsmaterial darstellen, das dem Schwierigkeitsgrad der Originaltests entspricht. Diese beiden Bücher sind daher eine unerlässliche Begleitlektüre zu diesem Leitfaden.

3. AUFBAU DES TMS UND EMS

3.1 AUS WELCHEN TEILEN SETZT SICH DER AUFNAHME-TEST ZUSAMMEN?

Der TMS ist der Aufnahmetest für MedizinstudentInnen in Deutschland und wird von mehreren Universitäten abgehalten, der EMS ist der Aufnahmetest für MedizinstudentInnen in der Schweiz. In den Jahren 2006 bis 2012 wurde auch an der medizinischen Universität Innsbruck und Wien der EMS als Aufnahmetest verwendet.

Der Medizinertest ist eine Mischung aus Intelligenz- und Lerntest, d.h. der Test ist trainierbar und ausdauernde Vorbereitung führt so zu einem besseren Ergebnis. Diese Kombination ist absichtlich so konstruiert worden, um einerseits die Motivation und andererseits eine gewisse intellektuelle Grundvoraussetzung für den Studiengang überprüfen zu können. Von Seiten der Testhersteller ist eine Vorbereitung auf den Test ausdrücklich erwünscht.

Der TMS setzt sich aus neun, der EMS aus zehn Untertests zusammen, die verschiedene geistige Fertigkeiten abklopfen. Es werden schlussfolgerndes Denken, Merkfähigkeit und visuelle Fähigkeiten abgeprüft. Eine Wissensvorbereitung ist für den Test nicht notwendig, da in jeder Aufgabe alle Informationen zur Bearbeitung genannt werden. Für **jede richtig gelöste Aufgabe wird ein Punkt** vergeben, unabhängig davon, wie schwer die Aufgabe an sich war. Die Aufgaben sind **nach empirisch ermitteltem Schwierigkeitsgrad geordnet**. Erst kommen die leichten, dann die mittelschweren und am Ende die schweren Aufgaben. Bei manchen Untertests empfiehlt es sich diese Reihenfolge der Aufgabenbearbeitung auch einzuhalten. Wir werden darauf bei der Besprechung der Untertests gesondert hinweisen. Der Test ist so konstruiert, dass in der Bearbeitungszeit nur ca. 50 % der Aufgaben bearbeitet werden können. Jedoch lässt sich durch ausdauerndes und regelmäßiges Training der Anteil an bearbeiteten Aufgaben definitiv in die Höhe schrauben. Die Abhaltung des Tests gliedert sich in einen Vormittags- und einen Nachmittagsteil, der durch eine Pause von einer Stunde unterbrochen wird. Zwischen den Untertests gibt es keine Pausen, sondern es wird direkt weitergearbeitet. Nicht die Aufgaben an sich, sondern der fortwährende Zeitstress macht den TMS/EMS geistig recht anstrengend.

Welche Tests gibt es nun im TMS bzw. EMS?

Die Abfolge der Untertests ist festgelegt. Die Reihenfolge der Untertests ist jedoch beim TMS eine andere als beim EMS. Darüber hinaus kommt der Untertest *Planen und Organisieren* nur im EMS vor. Im TMS werden 204 Aufgaben gestellt, jedoch nur 178 Aufgaben gehen in die Punkteauswertung ein. Die restlichen 26 Aufgaben sind Einstreuaufgaben, die nicht gewertet werden. Beim EMS gibt es 198 Aufgaben, die alle ohne Ausnahme gewertet werden.

1. Aufbau des TMS[1]

Untertest	Aufgabenzahl	Zeitvorgabe in min.	Punkte max.
Muster zuordnen	24	22	24
Medizinisch- naturwissenschaftliches Grundverständnis	24	60	24
Schlauchfiguren	24	15	24
Quantitative und formale Probleme	24	60	24
Konzentriertes und sorgfältiges Arbeiten	Blatt mit 1600 Zeichen	8	20
Pause 1 Stunde			
Merkfähigkeitstest (Einprägephase) Figuren lernen Fakten lernen	20 Lerneinheiten 15 Lerneinheiten	4 6	
Textverständnis	24	60	24
Merkfähigkeitstest (Reproduktionsphase) Figuren lernen Fakten lernen	20 20	5 7	20 20
Diagramme und Tabellen	24	60	24
Gesamttest	204	ca. 5 Stunden	204

---

1 Vgl. Informationsbroschüre. Test für medizinische Studiengänge TMS 2008. 2007. S. 3.

2. Aufbau des EMS[2]

Untertest	Aufgabenzahl	Zeitvorgabe in min.	Punkte max.
Quantitative und formale Probleme	20	50	20
Schlauchfiguren	20	12	20
Textverständnis	18	45	18
Planen und Organisieren	20	60	20
Konzentriertes und sorgfältiges Arbeiten	Blatt mit 1600 Zeichen	8	20
Pause 1 Stunde			
Merkfähigkeitstest (Einprägephase) Figuren lernen Fakten lernen	20 Lerneinheiten 15 Lerneinheiten	4 6	
Medizinisch- naturwissenschaftliches Grundverständnis	20	50	20
Merkfähigkeitstest (Reproduktionsphase) Figuren lernen Fakten lernen	20 20	5 7	20 20
Muster zuordnen	20	18	20
Diagramme und Tabellen	20	50	20
Gesamttest	198	ca. 5 Stunden	198

---

2. Vgl. Test Info´07. Version A. Eignungstest für das Medizinstudium (EMS). 2007. S. 6.

4. VORBEREITUNG AUF DEN TMS BZW. EMS

4.1 WELCHE TESTS LASSEN SICH BESSER TRAINIEREN ALS ANDERE?

Die Untertests unterscheiden sich hinsichtlich ihrer Trainierbarkeit bedeutend voneinander. In manchen Untertests lässt sich ein schnellerer Leistungszuwachs erwarten als bei anderen, für die mehr Zeit für eine Verbesserung investiert werden muss. Laut der Trainingsstudie von Deter, 1982 hängt die Dauer einer Verbesserung von der Faktorenstruktur des Tests ab. Liegt die Gewichtung mehr auf der Komponente „visuelle Fähigkeiten" ist eine bessere Trainierbarkeit zu erwarten. Untertests, die v.a. die Fähigkeit „Schlussfolgerndes Denken" abprüfen, seien am schlechtesten trainierbar. Bei der selbstständigen Vorbereitung sollte die Priorität natürlich auf die Untertests gelegt werden, die eine schnelle und ausgeprägte Verbesserung erwarten lassen. Die folgende Auflistung ordnet die Untertests nach ihrer Trainierbarkeit.

1. Muster zuordnen
2. Figuren lernen
3. Fakten lernen
4. Schlauchfiguren
5. Konzentriertes und sorgfältiges Arbeiten
6. Diagramme und Tabellen
7. Medizinisch-naturwissenschaftliches Grundverständnis
8. Quantitative und formale Probleme
9. Textverständnis
10. Planen und Organisieren

Die ersten fünf Untertests sind dabei derart gut trainierbar, dass hier mit einem gewissen Übungsaufwand die vollen 100 % der Aufgaben in der gegebenen Zeit bearbeitbar, und die maximale Punktzahl erreichbar ist. Es bleibt jedoch festzuhalten, dass durch Übung eines jeden Tests ein Leistungszuwachs zu erwarten ist. Ganz nach dem alten Sprichwort: „Übung macht den Meister"

4.2 WELCHEN PUNKTEWERT MUSS MAN FÜR EINEN STUDIENPLATZ ERREICHEN?

Die Anzahl der Punkte, die für einen Studienplatz von Nöten sind, hängt natürlich von der Anzahl der BewerberInnen ab. Je mehr BewerberInnen, desto enger wird der Flaschenhals, durch den man sich hindurch zwängen muss, und desto mehr Punkte muss man erreichen. Die dargestellten Mindestpunktzahlen sind empirisch eruiert und keine offiziellen Zahlen. Die Angaben sind daher ohne Gewähr. Allerdings ist zu beachten, dass jedes Jahr auch noch Personen durch das Nachrückverfahren zugelassen werden, bei denen die Anzahl der Punkte dann unter den genannten Punktwerten liegen.

Tabelle 1. Punkteanzahl TMS Deutschland

Jahr	Maximalpunktzahl	1-10% Beste	11-30% Beste
2012	178 P	> 124 P	> 105 P
2013	178 P	> 129 P	> 109 P

Tabelle 2. Punkteanzahl EMS Österreich

Jahr	Maximalpunktzahl	AT – Quote männlich	AT – Quote weiblich	EU – Quote männlich	EU – Quote weiblich
2012	198 P	138 P	129 P	> 149 P	142 - 149 P

Tabelle 3. Punkteanzahl EMS Schweiz

Jahr	Maximalpunktzahl	CH – Quote
2012	198 P	139 P
2013	198 P	139 P

D.h. bei einer theoretischen Maximalpunktzahl von 178 bzw. 198 Punkten muss man ca. 60-70 % der Aufgaben richtig lösen. Es stellt sich natürlich die Frage, wie man dieses Ziel am geschicktesten erreicht? Wir empfehlen den Übungsschwerpunkt auf die oben genannten fünf Untertests zu legen. Unsere Erfahrung der letzten Jahre zeigt, dass es realistisch ist durch eine motivierte Vorbereitung bei diesen Untertests die volle Punktzahl zu ergattern. Das entspricht beim TMS in Summe einer Anzahl von 108 Punkten und beim EMS einer Anzahl von 100 Punkten. Damit fehlen einem nur noch ca. 30 bis 50 Punkte, die man in weiteren fünf (beim EMS) bzw. vier (beim TMS) Untertests erreichen muss. D.h. in den restlichen Untertests müssen nur noch ca. 50 % der Aufgaben richtig gelöst werden.

Der EMS bzw. TMS ist kein Zauberkunststück, sondern mit einer gezielten Vorbereitung eine machbare Herausforderung. Ein motiviertes Training zahlt sich aus, um die eigene Bestleistung in dem Test abrufen zu können.

Wir raten davon ab, anhand von Anmeldezahlen Deine eigenen Chancen auf einen Studienplatz runterzurechnen. Das ist reine Demotivation. Viel eher solltest Du auf Dich und Deine Fähigkeiten vertrauen und den Test als eine Chance wahrnehmen. Zur Aufmunterung kann noch gesagt werden, dass ein Großteil der angemeldeten Personen zum Test nicht erscheinen, ein zusätzlicher Teil bereits zur Mittagspause den Platz räumen wird und etwa 50 % der Teilnehmenden ohne jegliche Vorbereitung den Test zum ersten Mal schreiben wird. Lass Dich also nicht von der absoluten Zahl der Anmeldungen entmutigen. Du kannst mit einer guten Vorbereitung viele der MitstreiterInnen ausstechen. Glaub an Dich selber!

4.3 WIE VIEL ZEIT SOLLTE MAN IN DIE VORBEREITUNG INVESTIEREN?

Das ZTD – Zentrum für Testentwicklung und Diagnostik (ZTD), das den EMS Test für die Schweiz und bisher auch für Österreich entwarf, stellte in den Jahren 2003 bis 2005 eine Studie an, an der 3718 EMS AbsolventInnen teilnahmen, um die Frage nach dem Vorbereitungsaufwand gebührend beantworten zu können.

Welche Erkenntnisse konnten aus der Studie gewonnen werden?

„Man **muss sich auf den EMS vorbereiten.** Ohne Vorbereitung oder mit zu wenig Vorbereitung erreicht man nachweislich geringere Testleistungen und hat geringere Zulassungschancen." (Freiburg, Vorbereitungsreport 2005. Vorbereitung auf den EMS – was und wie viel ist richtig?, 2005, S. 9) Aber „Unterschiede bestehen darin, wann sich dieses **stabile Niveau** einstellt. Es gibt Personen, die einen etwas grösseren Vorbereitungsaufwand betreiben müssen, um ihr Optimum zu erzielen, während andere dies schneller erreichen." (Freiburg, Vorbereitungsreport 2005. Vorbereitung auf den EMS – was und wie viel ist richtig?, 2005, S. 9)

In Bezug auf die Frage, wie viel Zeit für die Vorbereitung aufgebracht werden sollte, kam man zu folgendem Ergebnis: „Zwischen 29 und 34 Stunden Vorbereitung liegt ein erstes Optimum. Ab 35 Stunden nehmen die Wahrscheinlichkeit der Zulassung und der Testwert im Durchschnitt wieder ab, ehe der Trend zwischen 41 und 44 in die Vorbereitung investierter Stunden noch einmal steigt, um dann erneut abzusinken." (Freiburg, Vorbereitungsreport 2005. Vorbereitung auf den EMS – was und wie viel ist richtig?, 2005, S. 6) Jedoch erhöht eine exzessive Vorbereitung von mehr als 50 Stunden die Zulassungswahrscheinlichkeit nicht mehr. Es ist ja auch nachvollziehbar, dass nach der 1000sten Übungsaufgabe zu Textverständnis oder der 1000sten Aufgabe zu Tabellen und Diagramme die Lust am Knobeln erschöpft ist. Du solltest es also nicht übertreiben, da Dir sonst die Motivation zum Aufgabenlösen im wirklichen Test fehlen könnte. **Die Wahrheit liegt also zwischen einer Vorbereitungszeit die nicht unter 34 Stunden, aber auch nicht über 50 Stunden liegt.**

Ein interessanter Aspekt wurde bei der Korrelation zwischen Schulnoten und Testergebnissen gefunden. Dafür wurden die Testabsolventen in drei Gruppen eingeteilt: Personen mit weniger gutem, mittlerem und besserem Notendurchschnitt. „Vor allem **Personen mit einem weniger guten Notendurchschnitt** profitieren von einem Vorbereitungsaufwand von 30 Stunden und mehr. [...] Bei der leistungsstärksten Gruppe scheint **spätestens ab 40 Stunden** der Effekt der Vorbereitung ausgereizt zu sein." (Freiburg, Vorbereitungsreport 2005. Vorbereitung auf den EMS – was und wie viel ist richtig?, 2005, S. 3) Was jedoch bei der Beschreibung der Grafik etwas unter den Tisch fällt, ist, dass bei einem Vorbereitungsaufwand bis 35 Stunden sowohl die Personen mit weniger gutem, als auch die Personen mit mittlerem und besserem Notendurchschnitt den genau gleichen Testwert erreichen! D.h. eine schlechte Matura/Abitur stellt kein Hindernis für ein gutes TMS bzw. EMS Ergebnis dar.

Zusammenfassend kann also eine Vorbereitungszeit zwischen 35 und ca. 45 Stunden empfohlen werden, in Abhängigkeit von den eigenen Ressourcen. **Wir empfehlen eine möglichst konstante Vorbereitung von mind. 5 Wochen, wobei 5 Tage die Woche á 2 Stunden trainiert werden sollte.**

4.4 IST EINE VORBEREITUNG IN DER GRUPPE EINER SELBSTSTÄNDIGEN VORBEREITUNG VORZUZIEHEN?

Das ZTD gibt hierzu folgende Empfehlung: „Die **gemeinsame Vorbereitung** scheint einer nur selbstständigen Vorbereitung etwas überlegen zu sein – vor allem, wenn die schulischen Leistungen etwas schlechter sind." Wir schließen uns dieser Empfehlung in vollem Umfang an und können aus eigener Erfahrung die Vorbereitung in einer Gruppe nur gut heißen. Eine Gruppe von 2-3 Personen ist dafür ideal. Dadurch wird die Vorbereitung nicht nur gründlicher, sondern macht v.a. auch mehr Spaß und motiviert. Bereits gemeinsam nebeneinander still zu lernen ist unerwartet motivierend. Um Dir die Suche nach Gruppenpartnern zu vereinfachen, haben wir auf *facebook* folgende Gruppe eröffnet: TMS 2013 bzw. EMS Schweiz 2013. „Proletarier aller Länder vereinigt euch!" (Karl Marx)

4.5 IST EIN TMS BZW. EMS PROBETEST EMPFEHLENSWERT?

Diese Frage ist mit einem klaren JA zu beantworten. Das ZTD spricht sich ebenso klar dafür aus: „Ein sehr wichtiges Übungselement ist die Durchführung der **veröffentlichten Originalversion unter echten Zeitbedingungen** – dies bringt den meisten Leistungszuwachs." (Freiburg, Vorbereitungsreport 2005. Vorbereitung auf den EMS – was und wie viel ist richtig?, 2005, S. 9) Wir empfehlen daher die Durchführung eines Probetests, nachdem Du Dich bereits eine gewisse Zeit vorbereitet hast und die Strategien zur Aufgabenbewältigung verinnerlichen konntest. Ein guter Zeitpunkt dafür wäre demnach etwa zwei bis drei Wochen nach Beginn der Vorbereitung. Somit weißt Du, wo es noch Verbesserungsbedarf gibt und hast noch ausreichend Zeit, diesem Rechnung zu tragen. Eine wiederholte Durchführung der Originalversion sehen wir kritisch, da die Aufgaben ja bereits bekannt sind und die Lösung dementsprechend vereinfacht ist. Man kann hierzu auch bei kommerziellen Anbietern einen Probetest schreiben, der zwar alles andere als preiswert, aber dennoch empfehlenswert ist. Wir sehen den Vorteil neben neuen Aufgaben darin, dass man bei manchen Anbietern die Testaufgaben anschließend mit nach Hause nehmen darf und somit an zusätzliches Übungsmaterial gelangt. Du solltest Dich aber diesbezüglich vorab informieren.

4.6 WIE REGELMÄSSIG SOLLTEN DIE EINZELNEN UNTERTESTS TRAINIERT WERDEN?

Für eine gründliche Vorbereitung ist es notwendig, das Trainingspensum für jeden Untertest strukturiert in einem Lernplan festzuhalten.

4.6.1 DER LERNPLAN

Es ist sehr wichtig sich einen Überblick über den Lernstoff zu verschaffen und für eine gezielte Vorbereitung diesen dann in handliche Portionen einzuteilen. Zur Organisation eignet sich die Erstellung eines Lernplans, den Du wie folgt gestalten kannst.

Praktisch ist es, wenn Du die Planung an einem großen Terminkalender durchzuführst und **als erstes** alle **wichtigen Termine** (Prüfungstag, Ferien, Events, Anreise etc.) darauf einträgst. Es ist wichtig, dass Du einen Zeitpuffer von etwa drei Tagen am Ende für unvorhersehbare Ereignisse wie z.B. Grippe, Fehlplanung oder ähnliches einzubauest. Am letzten Tag vor dem Test solltest Du nicht mehr trainieren, sondern nur noch entspannen.

Als zweites sollte der **Übersichtsplan** erstellt werden. Du teilst Dir dazu die fünf Wochen bis zum Prüfungstermin ein und hälst für jede Woche fest, welche Untertests an welchem Tag geübt werden sollen. Dabei ist darauf zu achten, dass die o.g. gut trainierbaren fünf Untertests zur Pflichtvorbereitung für Jedermann gehören. Eine fünfwöchige, konstante Vorbereitungszeit ist für diese fünf Untertests ausreichend. Die restlichen fünf (EMS) bzw. vier (TMS) Untertests, bei denen keine rasante Leistungssteigerung zu erwarten sind, sollten früh begonnen und bei Unsicherheiten mehr als fünf Wochen trainiert werden. D.h. Quantitative und formale Probleme, Textverständnis, Med. nat. Grundverständnis, Tabellen und Diagramme und Planen und Organisieren. Hast Du ausreichend, d.h. fünf Wochen, zur Vorbereitung Zeit, solltest Du sowohl an den Tests arbeiten, bei denen Du Schwächen aufweist, als auch an den Tests, die zu Deinen Stärken zählen. Hast Du weniger Zeit zur Vorbereitung, empfiehlt es sich Deine Stärken noch maximal auszubauen, um hier sicher punkten zu können.

Als **dritten Schritt** folgt jetzt die **Tagesplanung**, bei der genau festgelegt wird, was Du für den nächsten Tag durchnehmen möchtest. D.h. Du hälst jeden Tag für den nächsten Tag schwarz auf weiß fest, welches Kapitel, welche Seiten, welches Thema geübt wird. Der Aufwand kostet nur ca. eine Minute. Ebenso solltest Du für den kommenden Tag neben der genauen Arbeit auch die Erholung festsetzen. Wichtig ist, dass Du jeden Tag die zwei Stunden Training einhälst und Dir ein realistisches Ziel für jeden Tag setzt, das Dich nicht überfordert. Das Gefühl, mit dem Trainingspensum nicht Schritt halten zu können, frustriert und demotiviert.

Nach Erledigung eines jeden Häppchens ist es ein gutes Gefühl, dieses auf dem Terminplaner durchzustreichen und Dich selber dafür zu loben. Mit gutem Gewissen darfst Du dann auch etwas für Dein eigenes Vergnügen tun. Dieses Aufteilen und vorausplanen hat einen enormen psychologischen Effekt. Man hat das Gefühl, die Sache unter Kontrolle zu haben, was Beruhigung und Zufriedenheit erzeugt. Ohne Planung hat man meist ein schlechtes Gewissen, wenn man nicht lernt, da man keinen Überblick über den Stoffumfang hat. Eine Einteilung des Lernstoffes dient daher Deinem eigenen Wohlbefinden.

Für ein effektiveres Training eignet es sich auch festzustellen, zu welcher Tageszeit die Konzentration und das Aufnahmevermögen maximal sind. Morgens, nachmittags, abends, nachts? Es ist wenig hilfreich, wenn Du Dich zwingst Dir etwas zu merken zu wollen, während Du gleichzeitig schlapp und müde bist. Es dauert dadurch nicht nur länger etwas zu verstehen, sondern Du merkst es Dir auch schlechter. Der Eindruck nicht voranzukommen und die Qual mit der Müdigkeit zu kämpfen, bringt nur eins: Frustration. Und genau die sollte vermieden werden. Günstig ist es z.B. über eine Woche hinweg Dich selbst zu beobachten und niederzuschreiben, zu welcher Uhrzeit Du geistig sehr aufnahmefähig bist. Du kannst dazu Deine Aufnahmefähigkeit z.B. anhand einer Punkteskala von 1 bis 5 bewerten. 1 steht für optimal aufnahmefähig, 5 für müde, unkonzentriert und schlecht aufnahmefähig. Auch ein geregelter Arbeitstag mit festen Arbeitszeiten ist günstig, da jede Umstellung Energie kostet. In der Regel schafft man es, sich pro Tag ca. zwei Stunden voll konzentrieren zu können. Es gilt zwar Deine Konzentrationsfähigkeit zu steigern, Dich aber nicht damit zu überfordern. Daher sind Pausen ein unumstößlicher Bestandteil einer jeden Lerneinheit, da sie die Leistungsfähigkeit steigern. Die Dauer der Pause sollte im Vorhinein fixiert werden (z.B. 15 min). Die Pausenaktivität sollte sich von der Lerntätigkeit unterscheiden. Zu vermeiden sind jedoch spannende Pausenaktivitäten, wie z.B. ein Computerspiel zu spielen. Während der Pause solltest Du vom Arbeitsplatz aufstehen und den Platz wechseln. Obwohl es ohnehin manchmal unvermeidlich ist, Hobbies, sportliche Aktivitäten und andere Zeitvertreibe einzuschränken, so soll man jedoch nie ganz darauf verzichten! Man lernt sehr viel effektiver, wenn für Ausgleich gesorgt ist.

Im Folgenden ist eine tabellarische Auflistung des Lernpensums für jeden einzelnen Untertest dargestellt, um Dir die zeitliche Einteilung und Schwerpunktsetzung zu vereinfachen.

Tabelle 4. Lernpensum EMS/TMS

Name des Tests	Lerneinheit (ca. 2 h pro Tag)	Zeitaufwand	Anmerkungen
Figuren und Fakten lernen	4 x pro Woche	ca. 30 Min.	Übungsschwerpunkt. Erst ohne Zeitbegrenzung, dann unter angepasstem Zeitdruck bearbeiten. Beide Tests immer in Kombination trainieren. Bis max. drei Tage vor EMS/TMS trainieren.
Muster zuordnen	2-3 x pro Woche	ca. 30 Min.	Übungsschwerpunkt. Erst ohne Zeitbegrenzung, dann unter Zeitdruck.
Schlauchfiguren	3 x pro Woche	ca. 30 Min.	Übungsschwerpunkt. Erst ohne Zeitbegrenzung, dann unter Zeitdruck.
Konzentrationstest	4 x pro Woche	ca. 10 Min.	Übungsschwerpunkt. Immer mit Stoppuhr. Alle zwei Tage Testvariante wechseln. Regelmäßig Test auswerten. Bis max. zwei Tage vor EMS/TMS trainieren.
Quantitative und formale Probleme	3 x pro Woche	ca. 60 Min.	Mind. vier Aufgaben.
Textverständnis	4 x pro Woche	ca. 30 Min.	Ein Text inkl. Fragen unter Zeitdruck. Fehler nachbearbeiten.
Med. nat. Grundverständnis	2 x pro Woche	ca. 60 Min.	Mind. 12 Texte inkl. Fragen. Fehler nachbearbeiten.
Tabellen und Diagramme	2-3 x pro Woche	ca. 30 Min.	Erst Grundwissen erarbeiten und Originalaufgaben lösen. Danach evtl. Bearbeitung zusätzlicher Übungsaufgaben.
Planen und Organisieren (nur im EMS)	2 x pro Woche	ca. 30 Min.	Bearbeitung der Aufgaben ohne Zeitdruck.

4.7 WAS SIND DIE NÄCHSTEN SCHRITTE?

Als **ersten** Schritt empfehlen wir Dir, Dich rechtzeitig mit ausreichend **Übungsmaterial** einzudecken. In der heißen Phase, d.h. ca. einen Monat vor dem TMS bzw. EMS, suchen die meisten nach Übungsmaterial, was bei den Herstellern gerne zu Engpässen und Lieferverzögerungen führt. Der frühe Vogel fängt also den Wurm. Ein Must-have sind die beiden veröffentlichten Originalversionen des TMS I und II der ITB Consulting GmbH (siehe Literaturverzeichnis). Eine Reihe empfohlener und getesteter Übungsbücher findest Du am Ende des Buches. Eine günstige Alternative zu den meist teuren Übungsheften ist die „**EMS, TMS, MedAT Tauschbörse**". Du findest diese Gruppe auf *facebook* unter https://www.facebook.com/emstauschboerse. Hier kannst Du mit ehemaligen Teilnehmern nach freiem Belieben wertvolles Übungsmaterial gegen Naturalien, alte Schuhe oder einen warmen Händedruck tauschen.

Als **zweiten** Schritt raten wir Dir zu der Erstellung eines **Lernplanes**. Ein Lernplan gibt Dir das Gefühl, Herr der Lage zu sein und den Anforderungen zur Vorbereitung zeitgerecht begegnen zu können. Allerdings sollten die Vorgaben natürlich auch umgesetzt werden.

Der **dritte** Schritt könnte für Dich sein, nach einer **Lerngruppe** Ausschau zu halten. Bediene Dich der neuen Medien und betrachte die anderen nicht als Konkurrenz auf dem Weg zum Studienplatz. Fasst euch viel mehr als Schicksalsgemeinschaft auf, helft euch gegenseitig und findet am Ende gemeinsam den Weg zum Ziel.

Der **vierte** Schritt sollte dann das bequeme **Einlesen** in die einzelnen Untertests sein, das Aneignen geeigneter Bearbeitungsstrategien und die **Einübung** anhand der genannten Übungsbeispiele bzw. der Aufgaben der Originalversionen des TMS I und II. Dies sollte vor der eigentlichen Trainingsphase abgeschlossen sein.

Der **fünfte** Schritt ist jetzt nach zwei bis dreiwöchigem eisernen Trainings die Überprüfung des Leistungsfortschritts und die Aufdeckung von evtl. vorhandenen Schwächen im Rahmen eines **TMS bzw. EMS Probetests**. Es empfiehlt sich daher Dir rechtzeitig einen Platz bei den diversen Anbietern zu sichern.

Der **sechste** Schritt ist am Tag X mit geschwollener Brust dem TMS bzw. EMS Drachen in die Augen zu schauen und dann, wie Siegfried aus der Nibelungen Saga, die Bestie zu besiegen! Nur Mut! Du kannst das!

UNTERTEST
KONZENTRIERTES UND SORGFÄLTIGES ARBEITEN

5. UNTERTEST KONZENTRIERTES UND SORGFÄLTIGES ARBEITEN

5.1. ALLGEMEINES UND AUFBAU

Dieser Untertest zählt zu den gut trainierbaren Untertests im TMS/EMS und es ist realistisch, hier 18-20 Punkte abzuholen. Du solltest Dich nicht demotivieren lassen, wenn Du es bei den ersten Versuchen nur bis zur 20. Zeile oder weniger schaffst. Das ist ganz normal. Wer hier stetig weiter übt, wird sehen, dass es bei jedem mal wieder ein bisschen weiter geht. Also dranbleiben!

Der Untertest ist aufgebaut aus 40 x 40 Zeilen, d.h. insgesamt 1600 Zeichen. In diesen 1600 Zeichen sind 400 „Richtige" versteckt, die Du in 8 Minuten finden musst. Es empfiehlt sich also bei der Bearbeitung und beim Training, die Zeit immer mit zu stoppen. Der Aufbau des Tests ist beim EMS wie beim TMS der gleiche. Den Untertest solltest Du mit einem dunklen Filzstift bearbeiten, z.B. schwarzer Stabilo. Du solltest nicht zu dünn oder schwach markieren, da sonst der auslesende Computer diese Zeichen überliest und nicht auswertet. Die Zeichen sind im originalen EMS/TMS rot. Rote Filzstifte sind nicht erlaubt, da sie keinen Kontrast zur Unterlage erzeugen würden.

5.2. MARKIERUNGSREGELN DER LETZTEN JAHRE

Hier eine kurze Auflistung der gestellten Markierungsregeln der letzten Jahre, um Dir einen besseren Eindruck von dem Test zu schaffen. Die Angaben sind ohne Gewähr. Die Aufgabenstellungen im EMS waren bisher schwerer als im TMS. Im TMS waren in den letzten Jahren einfachere Buchstaben oder Symbolkombinationen gefragt, wie: Kreuze jedes p vor einem q oder kreuze jedes b vor einem d oder kreuze jedes t vor einem f. Im EMS wurden Aufgaben wie die folgenden gestellt: Kreuze die Zahlen, die mit der folgenden in Summe 4 ergeben. Im EMS musste man also jedes Zeichen zum nächsten vergleichen, da auch mehrere Zeichen nacheinander richtig sein konnten. Bsp.: **1**0**42**31**30**. Das kostet natürlich mehr Zeit und ist somit etwas schwerer. Du darfst bei dieser Auflistung auch gerne dem Fakt Beachtung schenken, dass sich v.a. im TMS Markierungsregeln in den letzten Jahren wiederholten.

TMS 2007	Kreuze jedes b vor einem d.	b b b̷ d b̷ d b
TMS 2008	?	
TMS 2009	?	
TMS 2010	Markiere die auf 6 Uhr geöffneten Hufeisen vor auf 2 Uhr geöffneten Hufeisen.	○ ∅ C C ∅ C C
TMS 2011	Markiere jedes t vor einem f.	t̷ f t̷ f t̷ f
TMS 2012	Markiere jedes p vor einem q.	p p p̷ q p̷ q p
TMS 2013	Kreuze jedes b vor einem d	b b b̷ d b̷ d b
EMS 2006	Markiere jedes p vor einem q.	p p p̷ q p̷ q p
EMS 2007	Markiere die auf 6 Uhr geöffneten Hufeisen vor auf 2 Uhr geöffneten Hufeisen.	○ ∅ C C ∅ C C
EMS 2008	Markiere jedes t vor einem f.	t̷ f t̷ f t̷ f
EMS 2009	Markiere alle Würfel mit 4 Augen.	▦ ⬚ ⬚ ▦ ⬚ ⬚ ▦
EMS 2010	Markiere jenes Kästchen, bei dem der Strich um 180° zum nächsten gedreht wurde.	⬚ ▨ ⬚ ⬚ ⬚ ▨ ▨
EMS 2011	Markiere die Zahlen, die mit der folgenden Zahl die Summe 5 ergeben.	1̷ 4 3 1̷ 4̷ 1 1
EMS 2012	Markiere die Zahlen, die mit der folgenden Zahl die Summe 4 ergeben.	2 1̷ 3 1 4̷ 0 1
EMS 2013	Markiere die ungeraden Zahlen, die zwischen zwei geraden Zahlen stehen.	3 4 5̷ 2 4 5̷ 6

5.3. ERMITTLUNG DES PUNKTWERTS

Es ist wichtig nicht nur regelmäßig zu kreuzen, sondern v.a. sich anschließend auch auszuwerten. Das hat einerseits den Zweck, den Punktewert zu ermitteln und andererseits Deine eigenen Fehlerquellen aufzudecken. Die Korrekturhilfe auf der Rückseite der folgenden Testversionen vereinfacht das Ermitteln der Anzahl der richtig und falsch gekreuzten Zeichen. Du kannst dazu z.B. den Test mit der auf der Rückseite aufgedruckten Korrekturhilfe gegen das Licht halten, um die Markierungen zu sehen. So kannst Du recht einfach überprüfen, welche Zeichen Du richtig, welche Du falsch und welche Du überlesen hast.

Die manuelle Art und Weise der Punkteermittlung funktioniert folgendermaßen: Du zählst die Anzahl der richtig markierten Zeichen zusammen, und die Anzahl der falsch markierten Zeichen. Du kannst dazu die richtig markierten Zeichen einer Zeile z.B. auf der linke Seite des Tests zusammenzählen und die falsch markierten auf der rechten Seite. Dann setzt Du die Summe der Richtigen und die der Falschen in folgende Bewertungsformel ein (TMS-Koordinationsstelle Universität Heidelberg , 2008):

Test mit 40 x 40 Zeilen (1600 Zeichen):
Anzahl der Punkte = (Richtige minus Falsche) / 20

Was wird als richtig gewertet?
- ✓ jedes korrekt gekreuzte Zeichen

Was wird als <u>ein</u> Fehler gewertet?
- ✓ jedes falsch gekreuzte Zeichen
- ✓ jedes überlesene Zeichen

Die gesuchte Kombination zum Anstreichen bezieht sich immer nur auf eine Zeile. Das letzte Zeichen einer Zeile bezieht sich also nicht auf das erste Zeichen der nächsten Zeile, sondern die Zeilen sind unabhängig voneinander. Soll jedes q vor einem p gekreuzt werden, so ist ein q am Ende einer Zeile, das vor einem p in der nächsten Zeile steht, nicht zu kreuzen. Das letzte Zeichen in der Zeile ist in diesem Fall also nie zu kreuzen.

Der Test wird bis zum letzt-markierten Zeichen in Leserichtung ausgewertet. Als „falsch gekreuzte Zeichen" gelten Zeichen, die die Anstreichregeln verletzen und z.B. nicht diagonal, sondern horizontal angekreuzt wurden. Natürlich werden angestrichene Zeichen, die nicht der Markierungsregel entsprechen, auch als Fehler gewertet. Du solltest beim Anstreichen auch darauf achten, nicht zu schwach oder mit nur einem Punkt zu markieren, da nur Zeichen gewertet werden, die mindestens zu 50 % getroffen wurden. Wenn ein Zeichen überlesen wird, wird das ebenso als Fehler gewertet. Wenn Du ein Zeichen überliest, fehlt Dir dieses, um die maximale Anzahl an „Richtigen" zu kreuzen. Angenommen Du überliest ein Zeichen, dann kannst Du bei 400 „Richtigen" im Test nur noch maximal 399 erreichen. Da das überlesene Zeichen aber zusätzlich als Fehler gewertet wird, kannst Du nur noch 398 „Richtige" erreichen. Es zählt somit wie ein Doppelfehler. Daher ist es tunlichst zu vermeiden, Zeichen zu überlesen oder gar ganze Zeilen zu überspringen. Wie Du das vermeidest, ist im Punkt Bearbeitungsstrategie erklärt. Zeichen, die sich an das letzt-markierte Zeichen anschließen, d.h. Zeichen, die man nicht mehr bearbeiten konnte, werden nicht als überlesene Zeichen bzw. als Fehler gewertet.

Es sei aber nochmals darauf hingewiesen, dass bei der manuellen Auswertung des Tests ein überlesenes Zeichen nur als <u>ein</u> Fehler berechnet werden soll. Durch das Überlesen des Zeichens fehlt einem ja automatisch ein „Richtiges", was dann in Summe zwei „Richtige" von allen richtig gekreuzten Zeichen abzieht.

Im Originaltest wird die Differenz der richtigen minus der falschen Zeichen des besten Absolventen als Maßstab für die anderen gesetzt. Die anderen werden dann an dem Besten des Untertests gemessen und nicht an der maximal erreichbaren Anzahl richtig zu kreuzender Zeichen. D.h. selbst wenn Du es z.B. nur bis Zeile 20 schaffen solltest, besteht trotzdem die Möglichkeit die vollen 20 Punkte zu erlangen, vorausgesetzt, dass der beste Absolvent es ebenso nur bis zur Zeile 20 geschafft hat.

5.4. BEARBEITUNGSTIPPS

Es gilt die Art der Bearbeitung zu finden, mit der Du erstens selbst am schnellsten kreuzt, und zweitens weniger Gefahr läufst, eine Zeile zu überspringen. Es gibt drei sinnvolle Möglichkeiten den Untertest zu bearbeiten. Du kannst den Test entweder Zeile für Zeile von **links nach rechts** bearbeiten, im **Schlangenlinienverfahren**, d.h. eine Zeile von links nach rechts und die nächste von rechts nach links zurück usw., oder **nur von rechts nach links** kreuzen. Das Schlangenlinienverfahren bietet den Vorteil, dass Du am Ende jeder Zeile siehst, wo das letzte Zeichen markiert und wo die nächste Zeile anfängt. So kannst Du es also gut vermeiden Zeilen zu überspringen. Aber Achtung! Bei dem Schlangenlinienverfahren solltest Du nach 7,5 Minuten die Kreuzrichtung auf von links nach rechts umstellen. Es besteht nämlich folgende Gefahr: Beginnst Du am Ende der Zeit eine Zeile von rechts zu kreuzen und läuft darauf die Zeit ab, bevor Du die restlichen Zeichen dieser Zeile noch kreuzen konntest, so werden diese fehlenden, überlesenen Zeichen als Fehler ausgewertet. Wer sich also eine Stoppuhr stellt, die nach 7,5 Minuten ein Signal gibt, kann dieses Problem umgehen. Ein leises Signal ist aus Rücksichtnahme gegenüber den anderen Teilnehmern natürlich angebrachter als Mutti´s Eieruhr. Eine andere Möglichkeit besteht darin, den Test nur **von rechts nach links** zu kreuzen und dann ebenso nach 7,5 Minuten wieder auf von links nach rechts kreuzen umzustellen. Erfahrungsgemäß fällt es rechtsdominanten Personen leichter von rechts nach links zu kreuzen und linksdominanten Personen leichter von links nach rechts zu kreuzen. Das liegt einerseits daran, dass man besser in die Zeile einsehen kann, da einem der Stift nicht den Blick verdeckt und andererseits daran, dass einem das diagonale Ankreuzen der Zeichen besser von der Hand geht. Um auch bei diesem Verfahren keine Zeile zu überspringen, ist es hilfreich mit dem Zeigefinger der nicht kreuzenden Hand den Neuanfang einer Zeile zu markieren.

TIPP! Um die persönliche maximale Kreuzgeschwindigkeit zu erreichen, solltest Du versuchen den Stift beim Markieren nicht mit den Augen zu fixieren sondern davon loszulösen. Das Trainingsmotto lautet also: **Der Blick ist schneller, als der Stift kreuzt.** Während Du ein Zeichen kreuzt, fokussieren Deine Augen bereits das nächste zu kreuzende Zeichen.

TIPP! Als **ersten Schritt** im Training empfiehlt es sich die **Geschwindigkeit** auszubauen. D.h. Du solltest jede Testvariante so lange üben, bis Du auch die 40ste Zeile erreicht hast. Der **zweite Schritt** ist dann die **Genauigkeit**. Nur genaues Kreuzen bringt Punkte. Bei zu schnellem Kreuzen passieren eher Leichtsinnsfehler und man überliest Zeichen. Daher solltest Du im Test selber eher den Schwerpunkt auf die Genauigkeit legen, eine zügige Bearbeitung jedoch nicht außer Acht lassen.

TIPP! Bevor Du mit dem kreuzen beginnst, kann es hilfreich sein Dir eine **visuelle Eselsbrücke** zu bauen. Z.B. könnte die Eselsbrücke bei dem qp-Test (kreuze q vor p) lauten: Stehen die Hälse der Buchstaben nahe beieinander, wird der vorherige Buchstabe gekreuzt. Bei dem Kasten und Linien-Test könnte die Eselbrücke lauten: Lege ich die zwei aufeinander folgenden Quadrate übereinander und es ergibt ein Quadrat mit zwei parallelen Linien, dann kreuze ich das vorherige Kästchen.

TIPP! Es ist auch zu empfehlen Dir vor dem Teststart alle **Kombinationsmöglichkeiten** der Aufgabenstellung **rauszuschreiben**. Das gilt v.a. für den Summe 6-Test und ähnliche. Addierst Du hier tatsächlich alle aufeinanderfolgenden Zahlen, kostet dieser zusätzlichen Schritt Arbeitsspeicher und damit Geschwindigkeit. Einfacher ist zuvor alle Kombinationsmöglichkeiten (33, 42, 24, 51, 15) niederzuschreiben und diese dann visuell und nicht rechnerisch wiederzuerkennen.

TIPP! Was Du **nie machen** solltest, ist **falsch gekreuzte Zeichen zu korrigieren** (mit z.B. Tipp-Ex, Radiergummi oder Tintenlöscher), da Du in der dadurch verlorenen Zeit weitaus mehr richtige Zeichen kreuzen könntest. Alleinige Ausnahme: Du bist vor Ablauf der Zeit mit der Bearbeitung aller 40 Zeilen fertig, dann könntest Du in der Restzeit noch evtl. Fehler korrigieren, z.B. mit Tintenlöscher.

TIPP! Und übrigens: **Traubenzucker** steigert die Aufmerksamkeit kurzfristig und wirkt etwa 10 Minuten nach Einnahme. Allerdings fällt man danach in ein Konzentrationsloch von dem man sich aber in der anschließenden Pause gut erholen kann. Traubenzucker eignet sich also in diesem, wie auch in dem letzten Test am Nachmittag (Tabellen und Diagramme). Wegen des anschließenden Konzentrationslochs solltest Du allerdings nicht wie besessen durchgehend Traubenzucker verschlingen. Auch **Ohropax** können speziell in diesem Untertest hilfreich sein, da man das nervtötende kratzende Geräusch der anderen Teilnehmer ausblenden kann. Keine Angst, den Testleiter wird man trotzdem noch hören.

TIPP! Das Wichtigste zum Schluss: Sowohl im EMS als auch im TMS ist dieser Test der letzte vor der Mittagspause. In den letzten Jahren wurde bereits vor Beginn des Tests der Antwortbogen für den Vormittag, in den man seine Antworten aus allen Untertests überträgt, eingesammelt. D.h. nach diesem Test ist es nicht mehr möglich, fehlende Antworten auf gut Glück zu kreuzen. Da falsch gekreuzte Antworten keinen Minuspunkt nach sich ziehen, ist es empfehlenswert bei fehlenden Antworten trotzdem ein Kreuz zu setzen. **Der Zeitpunkt fehlende Antworten zu kreuzen, ist vor Beginn des Konzentrationstests!** D.h. beim EMS in den letzten Minuten von Planen und Organisieren und im TMS in den letzten Minuten von Quantitative und formale Probleme. Die Trefferwahrscheinlichkeit von 20 % bei fünf möglichen Antworten kann noch erhöht werden, wenn Du Dich des folgenden Systems bedienst.

Du schlägst dazu den markierten Lösungsschlüssel im (Institut für Test- und Begabungsforschung, TMS I, 1995) oder (Institut für Test- und Begabungsforschung, TMS II, 1995) auf. Wenn Du die Häufigkeit der Antwortoptionen (A)-(E) bei jedem Untertest durchzählst, wirst Du zu dem Ergebnis kommen, dass jede Antwortoption nahezu gleich oft vorkommt. Betrachtet man alle Untertests, so fällt auf, dass auch hier die Antwortmöglichkeiten ungefähr bei jedem Untertest gleich verteilt sind. Diese Verteilung kannst Du Dir also zu Nutze machen, indem Du vor dem Kreuzen der fehlenden

Antworten die bereits gesetzten Antworten überprüfst und überfliegst, welche Antwortoption bisher am seltensten in dem jeweiligen Untertest gefallen ist. Du entscheidest Dich dann für einen bis maximal zwei Buchstaben und kreuzt diese(n) konsequent durch. Du kreuzt also nicht bunt mal (A), mal (B), mal (C), sondern entscheidest Dich nur für z.B. (A) oder noch eine weitere Antwortoption, wie z.B. (C). Da der Schwierigkeitsgrad der Aufgaben von leicht nach schwer geordnet ist, fällt beim Untertest Schlauchfiguren folgende Besonderheit auf: Die Antwort (E) (Ansicht von hinten) kommt bei den letzten Aufgaben nicht oder nur noch sehr selten vor. Das hat den Grund, dass die Ansicht von hinten am einfachsten zu erkennen ist und daher bei den schwereren Aufgaben nicht mehr abgebildet ist. (E) bietet sich daher nicht als Buchstabe zum konsequenten durchkreuzen bei den letzten Aufgaben an. Bei dem Untertest Planen und Organisieren (EMS) gibt es nur vier Antwortmöglichkeiten ((A)-(D)). Hier wäre es also auch schlecht, die Antwortoption (E) zu wählen.

5.5. TRAININGSPENSUM UND -ANLEITUNG

Es empfiehlt sich ca. 4-5 mal pro Woche einen Test zu kreuzen. Die Tests solltest Du dann regelmäßig auswerten, um Deine Leistungssteigerung festhalten zu können. Das Korrigieren dient dazu, eigene Fehlerquellen aufzudecken, wie z.B. zu viele falsch gekreuzte Zeichen, zu viel überlesene Zeichen, nicht gut platzierter Markierungsstrich etc. Alle zwei Tage solltest Du die Testvariante wechseln, damit Du Dich nicht zu sehr auf die Markierungsregeln versteifst und diese dann evtl. im Test anwendest. Z.B. „Markiere alle Zahlen die in Summe 5 ergeben" und im Test „Markiere alle Zahlen, die in Summe 6 ergeben". Du solltest bis max. zwei Tage vor den EMS/TMS trainieren. Und Du solltest auch nicht vergessen voraus zu planen: Da Du recht viele Kopien der Tests für ein ausreichendes Training benötigst, solltest Du nie die Originaltests in den Übungsbüchern verschmieren, sondern Dir davon zu allererst reichlich Kopien anfertigen.

> **MERKBOX**
> - ✓ Hier die 20 Punkte abholen!
> - ✓ Regelmäßig bis kurz vor den Test kreuzen!
> - ✓ Sich eine Kreuzmethode aneignen und beibehalten!
> - ✓ Erst die Geschwindigkeit, dann die Genauigkeit trainieren.
> - ✓ Es gilt im Test selber eher die zu kreuzenden Zeichen zu finden, als maximal schnell zu sein.
> - ✓ **Vor** diesem Test alle nicht gekreuzten Antworten ankreuzen!

Name: _____ Vorname: _____

EMS bzw. TMS

Label hier

Eignungstest für das Medizinstudium

Konzentriertes und sorgfältiges Arbeiten
pq - Test 1

Aufgabenstellung:
Markiere jedes p vor einem q.

Bsp.: q q p p p ~~p~~ q ~~p~~ q p   / / Bitte nur so makieren

Eignungstest für das Medizinstudium
Konzentriertes und sorgfältiges Arbeiten
pq - Test 1

Aufgabenstellung:
Markiere jedes p vor einem q.

Bsp.: q d b p p q d p

Bitte nur so markieren ✓ ✓

Eignungstest für das Medizinstudium
Konzentriertes und sorgfältiges Arbeiten
Summe 6 - Test 1

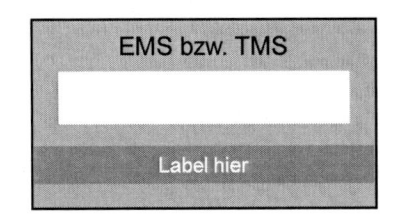

Aufgabenstellung:
Markiere die erste von zwei Zahlen die in Summe 6 ergeben.

Bsp.: 1 ~~2~~ 3 4 5 ~~2~~ 4 ~~5~~ 1

/ / Bitte nur so makieren

```
5 1 4 2 1 1 5 4 4 5 2 1 2 4 1 4 3 1 5 3 1 2 2 4 5 4 1 4 3 3 4 2 3 4 5 2 3 3 5 3
1 3 3 2 1 4 3 3 1 2 4 5 3 1 5 2 4 1 1 4 3 4 1 5 3 2 3 3 2 2 5 1 5 5 4 3 3 2 5
4 5 1 5 1 3 5 2 1 3 2 4 1 2 5 3 5 4 2 2 1 3 4 2 5 3 3 1 4 2 2 2 4 4 1 3 2 3 4 2
3 2 3 4 2 5 3 4 3 3 2 5 2 3 1 4 5 1 2 5 4 2 1 4 5 2 4 3 1 5 2 3 4 2 1 5 5 1 5 4
5 1 5 4 5 1 3 5 2 2 4 1 3 4 2 3 4 2 5 5 5 3 2 5 1 1 1 1 4 4 3 3 3 4 2 2 3 2 2
5 4 1 3 4 2 4 1 5 1 4 4 3 1 1 2 2 4 5 2 4 1 3 3 1 4 2 2 1 5 3 5 3 3 2 5 3 5 2 5
1 3 4 2 3 5 4 2 1 5 3 4 2 1 5 3 4 3 4 2 4 1 3 5 1 4 5 2 1 3 5 4 2 1 5 3 4 1 5 2
3 2 4 1 2 2 4 1 2 1 5 3 4 2 4 1 2 3 5 1 5 4 2 3 4 5 3 2 5 1 3 1 4 3 2 4 5 2 5 3
5 1 1 4 4 1 2 2 4 5 4 1 2 1 1 3 5 3 4 2 4 4 1 5 5 4 4 2 3 2 1 5 3 3 5 1 2 3 3 5
5 5 1 4 1 5 5 4 1 1 5 3 5 4 4 2 1 3 1 5 3 2 4 1 2 1 5 4 3 4 1 2 5 3 3 2 2 4 2 3
2 2 4 4 4 1 4 1 2 4 4 1 1 5 3 2 2 3 4 4 1 5 1 2 2 3 5 1 5 5 5 3 3 5 4 3 3 4 5
3 4 2 5 5 2 4 4 1 1 5 5 5 2 2 1 4 2 1 4 2 1 4 3 4 2 4 2 5 5 2 3 1 3 1 1 3 4 2 1
5 2 5 2 1 2 1 3 2 2 4 2 1 2 2 1 2 4 3 5 1 2 1 3 3 5 1 1 1 4 2 3 5 4 4 5 1 5 5 4
1 4 2 4 5 2 4 5 1 4 4 4 1 2 2 1 5 5 2 3 3 2 3 1 1 4 3 2 1 5 1 2 3 3 4 1 5 3 2 3
2 3 1 4 4 3 4 2 1 3 1 5 1 4 2 3 5 5 4 2 3 2 5 4 2 1 2 3 3 2 4 1 4 1 5 1 2 1 5
5 3 1 5 4 4 3 3 2 1 5 4 4 4 2 2 5 3 1 5 3 5 4 1 3 3 4 1 1 2 4 4 2 2 4 5 3 1 4 2
3 3 1 2 4 1 4 3 3 1 1 5 4 5 2 1 1 5 4 1 4 2 6 2 5 5 1 1 4 2 2 1 3 4 5 1 4 2 2 5
1 1 1 5 5 5 2 2 4 4 1 2 4 1 4 3 3 5 5 5 1 3 2 2 4 5 4 4 2 3 3 3 4 1 1 5 2 4 3
4 2 2 2 1 1 1 2 5 1 5 2 5 3 3 1 5 3 2 4 3 2 2 4 5 1 1 4 2 2 5 5 4 4 2 3 1 4 5 3
4 4 2 2 4 4 5 2 2 5 3 4 1 3 4 4 2 1 5 5 2 4 2 3 2 3 1 5 1 3 5 3 1 5 3 3 5 1 1 3
5 5 1 4 1 5 5 4 1 1 5 3 5 4 4 2 1 3 1 5 3 2 4 1 2 1 5 4 3 4 1 2 5 3 3 2 2 4 2 3
4 4 2 2 4 4 5 2 2 5 3 4 1 3 4 4 2 1 5 5 2 4 2 3 2 3 1 5 1 3 5 3 1 5 3 3 5 1 1 3
5 1 1 4 4 1 2 2 4 5 4 1 2 1 1 3 5 3 4 2 4 4 1 5 5 4 4 2 3 2 1 5 3 3 5 1 2 3 3 5
4 2 2 2 1 1 1 2 5 1 5 2 5 3 3 1 5 3 2 4 3 2 2 4 5 1 1 4 2 2 5 5 4 4 2 3 1 4 5 3
3 2 4 1 2 2 4 1 2 1 5 3 4 2 4 1 2 3 5 1 5 4 2 3 4 5 3 2 5 1 3 1 4 3 2 4 5 2 5 3
1 1 1 5 5 5 2 2 4 4 1 2 4 1 4 3 3 5 5 5 1 3 2 2 4 5 4 4 2 3 3 3 4 1 1 5 2 4 3
1 3 4 2 3 5 4 2 1 5 3 4 2 1 5 3 4 3 4 2 4 1 3 5 1 4 5 2 1 3 5 4 2 1 5 3 4 1 5 2
3 3 1 2 4 1 4 3 3 1 1 5 4 5 2 1 1 5 4 1 4 2 6 2 5 5 1 1 4 2 2 1 3 4 5 1 4 2 2 5
5 4 1 3 4 2 4 1 5 1 4 4 3 1 1 2 2 4 5 2 4 1 3 3 1 4 2 2 1 5 3 5 3 3 2 5 3 5 2 5
5 3 1 5 4 4 3 3 2 1 5 4 4 4 2 2 5 3 1 5 3 5 4 1 3 3 4 1 1 2 4 4 2 2 4 5 3 1 4 2
5 1 5 4 5 1 3 5 2 2 4 1 3 4 2 3 4 2 5 5 5 3 2 5 1 1 1 1 4 4 3 3 3 4 2 2 3 2 2
2 3 1 4 4 3 4 2 3 1 1 5 1 4 2 3 5 5 4 2 3 2 5 4 2 1 2 3 3 2 4 1 4 1 5 1 2 1 5
3 2 3 4 2 5 3 4 3 3 2 5 2 3 1 4 5 1 2 5 4 2 1 4 5 2 4 3 1 5 2 3 4 2 1 5 5 1 5 4
1 4 2 4 5 2 4 5 1 4 4 4 1 2 2 1 5 5 2 3 3 2 3 1 1 4 3 2 1 5 1 2 3 3 4 1 5 3 2 3
4 5 1 5 1 3 5 2 1 3 2 4 1 2 5 3 5 4 2 2 1 3 4 2 5 3 3 1 4 2 2 2 4 4 1 3 2 3 4 2
5 2 5 2 1 2 1 3 2 2 4 2 1 2 2 1 2 4 3 5 1 2 1 3 3 5 1 1 1 4 2 3 5 4 4 5 1 5 5 4
1 3 3 2 1 4 3 3 1 2 4 5 3 1 5 2 4 1 1 4 3 4 1 5 3 2 3 3 2 2 5 1 5 5 4 3 3 2 5
3 4 2 5 5 2 4 4 1 1 5 5 5 2 2 1 4 2 1 4 2 1 4 3 4 2 4 2 5 5 2 3 1 3 1 1 3 4 2 1
5 1 4 2 1 1 5 4 4 5 2 1 2 4 1 4 3 1 5 3 1 2 2 4 5 4 1 4 3 3 4 2 3 4 5 2 3 3 5 3
2 2 4 4 4 1 4 1 2 4 4 1 1 5 3 2 2 3 4 4 1 5 1 2 2 3 5 1 5 5 5 3 3 5 4 3 3 4 5
```

© MedGurus, Forchtenberg

UNTERTEST
FIGUREN LERNEN

6. UNTERTEST FIGUREN LERNEN

6.1. ALLGEMEINES UND AUFBAU

Der Untertest „Figuren lernen" gehört zu den Untertests, in denen Du Dich in kürzester Zeit maßgeblich verbessern kannst. Es handelt sich dabei um einen Merkfähigkeitstest, der Dir nach wenigen Tagen konsequenten Trainings nicht mehr als unerreichbare Gedächtnisleistung erscheinen wird, sondern als kreatives Spiel, bei welchem Du täglich Fortschritte machst.

Aus diesem Grund zählt man diesen Untertest zu Recht zu den „leichteren" Abschnitten des TMS bzw. EMS und jeder, der genügend Motivation für die Vorbereitung aufbringen kann, wird hier meist mit der vollen Punktzahl belohnt. Also viel Spaß bei den nächsten Schritten.

Der Test wird in zwei Phasen unterteilt,
- ✓ die Einprägephase und
- ✓ die Reproduktionsphase.

Die Einprägephase, der erste Test nach der Mittagspause, dauert nur kurze vier Minuten. Es liegen 20 Umrisse mit jeweils fünf Feldern vor. Bei jedem Umriss ist immer nur eines der fünf Felder geschwärzt und Deine Aufgabe besteht darin, diese später wiederzuerkennen.

Bei dieser Phase des Tests gilt generelles „Stifte Verbot", d.h. man darf in dieser Phase des Tests keine Stifte in den Händen halten.

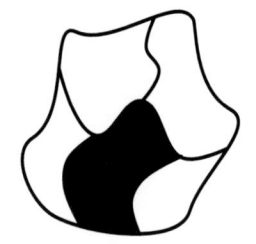

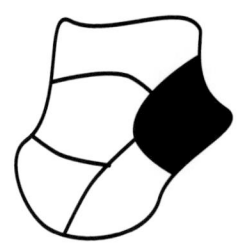

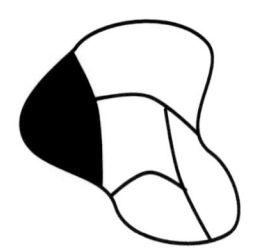

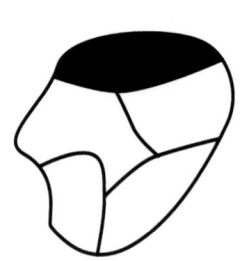

60 Minuten später folgt die Reproduktionsphase, welche ausreichend mit fünf Minuten bemessen ist. Hier finden sich dieselben Umrisse wie in der Einprägephase, aber diesmal ohne die Schwärzung, dafür mit den Buchstaben (A)-(E) in den fünf Feldern. Die Anforderung ist nun, das vorher geschwärzte Feld wieder zu finden.

Vorsicht! Die Umrisse sind nie gedreht, aber in der Reihenfolge vertauscht. Es ist also sinnlos, Dir die Felder jeweils mit Hilfe der Reihenfolge einzuprägen.

Der Test zwischen den beiden Phasen wird übrigens „Zertrümmerungstest" genannt, da er den Testteilnehmer ablenken und dessen Erinnerungen „zertrümmern" soll.

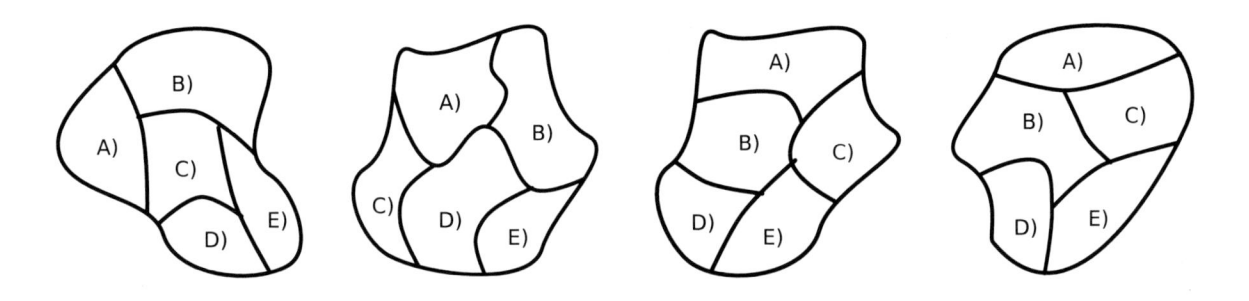

6.2. BEARBEITUNGSSTRATEGIE

Der effizienteste Weg Dir die Umrisse einzuprägen, ist denkbar einfach, allerdings musst Du Dich an ein paar Regeln halten, um häufige Fehler zu vermeiden.

Du solltest Dir für jeden Umriss ein eigenes und einprägsames Bild vorstellen. Wo sich der schwarze Fleck befand, merkst Du Dir am besten, indem Du an das Bild noch eine zusätzliche Verknüpfung anhängst. (Schneider, 2011) Diese Verknüpfung sollte die Lage des Flecks eindeutig widerspiegeln, ohne dass Du dabei Richtungsangaben verwenden musst.

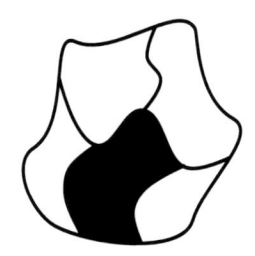

Gebirge mit **Tunneleinfahrt** = „**Umriss**" mit „**Verknüpfung**"

Wie oben bereits erwähnt, sollte jeder der 20 Umrisse sein eigenes neues Merkbild bekommen.

Einzige Ausnahme wäre, wenn zwei ähnliche Umrisse vorliegen, bei denen auch der schwarze Fleck an der gleichen Stelle liegt.

Entlein mit Schnabel   Entlein mit Schnabel

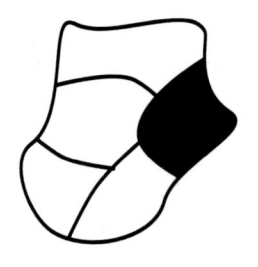

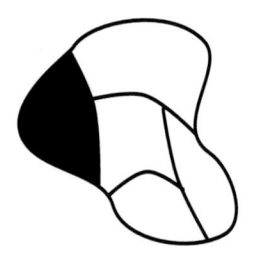

Hier darfst Du Dir selbstverständlich dasselbe Bild zwei Mal merken, da eine Verwechslung keine Auswirkung hätte.

Leider kommt dieser Fall eher selten vor. Häufiger wirst Du auf zwei ähnliche Umrisse stoßen, bei denen der schwarze Fleck an jeweils unterschiedlichen Stellen liegt.

Deshalb solltest Du versuchen, Dir zwei verschiedene Bilder zu merken.

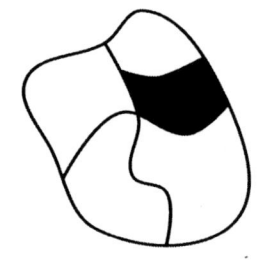

Papagei mit Augenklappe   Männchen beim Sackhüpfen

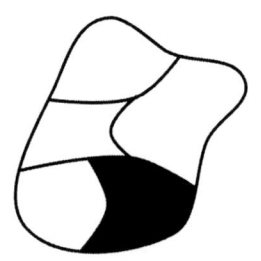

Ähneln sich die Bilder zu sehr oder fällt Dir in der kurzen Zeit einfach nichts Neues ein, kannst Du es mal mit folgendem Trick versuchen:

Wenn Du die Umrisse miteinander vergleichst, solltest Du Dir den ersten markanten Unterschied merken, der Dir ins Auge springt, und ihn in seine Bild-Verknüpfung mit einbauen. In der Reproduktionsphase kannst Du dann mit Hilfe dieses Unterschiedes die beiden Bilder identifizieren und unterscheiden.

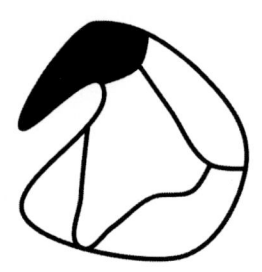

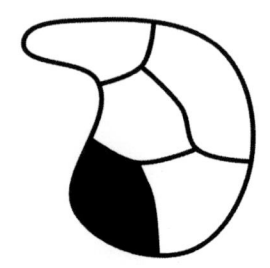

Beide Bilder erinnern an einen Pinguin. Derjenige der auf den Boden schaut, trägt eine Mütze, der andere der in die Luft schaut, stößt sich z.B. das Knie. Bild 1 wäre demnach „der traurige Pinguin mit Mütze" und Bild 2 „der eitle Pinguin mit Knieschoner".

6.3. WEITERE BEARBEITUNGSTIPPS

TIPP! Keine Sorge, wenn es nicht gleich von Anfang an klappt. Es ist noch kein Meister vom Himmel gefallen und diese banale Phrase hat bei diesem Untertest besondere Gültigkeit. Fast alle unsere Kursteilnehmer hatten enorme Schwierigkeiten, zu Beginn einen „Tintenfleck" von dem nächsten zu unterscheiden. Alle bestätigten uns aber enorme Erfolge nach nur ein bis zwei Wochen Training. Dieser Untertest ist eindeutig trainierbar und jeder kann hier mit Übung eine erstaunliche Verbesserung erzielen.

TIPP! Du solltest versuchen Dir amüsante und übertriebene Bilder zu merken. Je witziger und auffälliger Du selbst die Bilder findest, desto einprägsamer sind sie. Die EMS TEST INFO empfiehlt: „Konkrete und prägnante (vielleicht sogar ausgefallene oder absurde) Bedeutungen sind besonders gut als Erinnerungshilfen geeignet. Haben Sie keine Scheu beim Assoziieren; auch sexuell oder emotional gefärbte Gedankenbrücken sind in der Regel sehr einprägsam, und eine Assoziation, die Ihnen dumm vorkommt, ist in jedem Fall hilfreicher als gar keine Assoziation" (Test Info´07, 2007, S. 36)

TIPP! Die Merkbilder müssen nicht zwangsläufig ein Abbild der Realität sein und dem originalen Umriss nur schematisch entsprechen, da Du sie schließlich nur für Dich Selbst wiedererkennen musst. Vereinfachend kommt hinzu, dass in der Reproduktionsphase genau dieselben Ausschnitte wieder vorgelegt werden, die Wiedererkennung ist dann ein Leichtes. Es reicht also ganz abstrakt zu denken und nur die angedeutete Form oder einen markanten Abschnitt des Umrisses zu nutzen, um Dir daraus Dein Merkbild zu schaffen. Durch Ausprobieren kannst Du entdecken, wie weit Du gehen kannst.

TIPP! Besondere Bedeutung kommt auch der Wiederholung der gelernten Figuren zu. Nachdem Du Dir für die Figuren einen Umriss mit Verknüpfung gemerkt hast, solltest Du die Figuren mindestens noch einmal wiederholen, damit sie sich besser ins Gedächtnis eingraben.

6.4. ZUSATZSTRATEGIE ECKENTRICK

Der Eckentrick ist eine geniale Erfindung von meinem Bruder und mir in der Zeit meiner eigenen TMS-Vorbereitungsphase im Jahre 2007. Er folgt dem Minimax-Prinzip: weniger arbeiten aber mehr leisten. Mit diesem Trick kannst Du eine Anzahl von Umrissen in der Einprägephase wegfallen lassen und in der Reproduktionsphase trotzdem richtig kreuzen.

In der Einprägephase solltest Du, bevor Du mit der Assoziation der einzelnen Figuren beginnst, Dir einen kurzen Überblick verschaffen. Wenn Du Dir die Aufgabe bewusst anschaust, wird Dir auffallen, dass sich viele Schwärzungen in einer bestimmten eindeutigen Ecke befinden. Z.B. in vier von 20 Figuren befindet sich die Schwärzung eindeutig in der linken unteren Ecke.

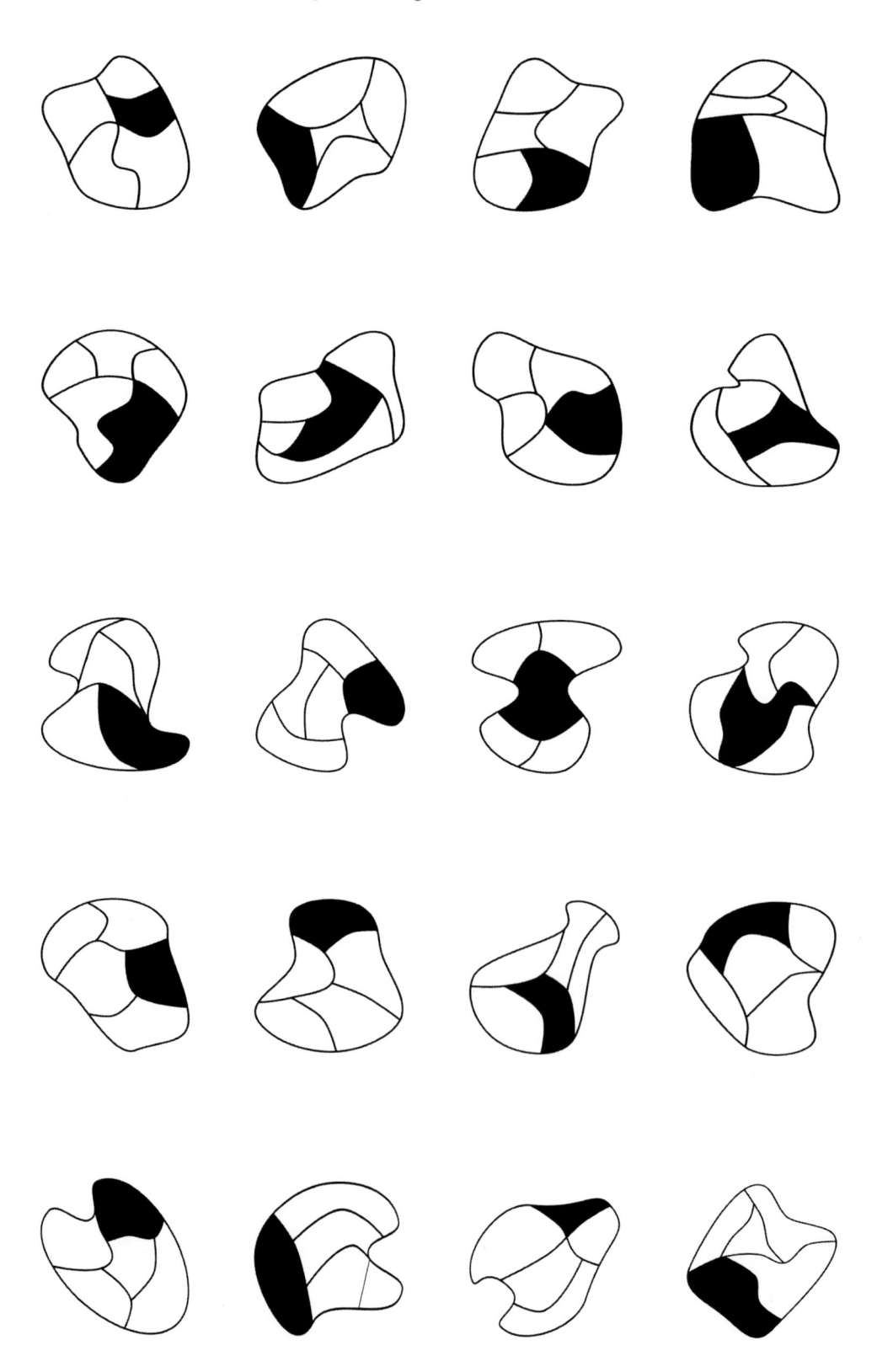

Du merkst Dir also die Anzahl der Figuren und die Lage der eindeutig gefärbten Ecke und lässt diese Figuren dann in der Einprägephase bewusst weg.

In der Reproduktionsphase wirst Du dann nur die Bilder wiedererkennen, die Du Dir zuvor eingeprägt hast. Alle restlichen Figuren (in unserem Bsp. vier Figuren) sind diejenigen, die zuvor weggelassen wurden. Für diese musst Du nur noch den entsprechenden Buchstaben für die gemerkte Ecke ankreuzen.

In diesem Beispiel hättest Du Dich für alle Figuren, die ihre Markierung links unten haben, entscheiden können. Das wären in der ersten wie auch in der letzten Reihe jeweils die zweite und vierte Figur, insgesamt also vier Figuren. Demnach müsstest Du lediglich die restlichen 16 lernen und sparst Dir so 20 % der Arbeit. Die Entscheidung, bei welcher Ecke man die meisten Figuren weg lassen kann, hängt natürlich von der Verteilung im jeweiligen Test ab. Sie sollte aber stets schnell und innerhalb weniger Sekunden getroffen werden.

Wichtig: Zu Hause solltest Du der Übung wegen jede Figur lernen. Erst wenn Du Dir sicher im Umgang mit allen 20 Figuren fühlst, kannst Du die Strategie als zusätzlichen Zeitbooster verwenden.

6.5. TRAININGSPENSUM UND -ANLEITUNG

Bei diesem Untertest kann jeder schnell Fortschritte erreichen, ganz gleich welche Voraussetzungen man mitbringt. Um ausreichend üben zu können, sollte genügend Übungsmaterial vorhanden sein, da Du jede Aufgabe nur einmal machen solltest und eine Wiederholung derselben Aufgabe nicht den gleichen Lernerfolg mit sich bringt.

Wichtig ist, dass Du Dich stetig über einen längeren Zeitraum (mind. fünf Wochen) vorbereitest und in etwa fünf mal pro Woche einen Untertest absolvierst. Allerdings muss das Training drei Tage vor dem Test beendet werden, damit es nicht zu Verwechslungen kommt.

Du solltest Dir in der ersten Woche zehn Minuten Zeit für die Einprägephase nehmen. Dies ist am Anfang immer noch schwer genug. Sobald Du das gemeistert hast, kannst Du es mit neun Minuten versuchen, dann mit acht, sieben, sechs, fünf, bis Du schließlich bei vier Minuten angekommen bist. Du musst nicht bei jedem Üben schneller werden, aber in der letzten Woche vor dem TMS solltest Du Dich bei vier Minuten sicher fühlen. Eine wöchentliche Steigerung wäre also sinnvoll.

> **Merkbox**
> - ✓ Hier kann jeder die volle Punktzahl mitnehmen!
> - ✓ Nerven und Zeit kann man sich bequem mit dem Eckentrick sparen.
> - ✓ Entscheidend ist konstantes Training. Lieber jeden Tag ein bisschen, als alles auf einmal.

6.6. ÜBUNGSAUFGABEN

Einprägephase

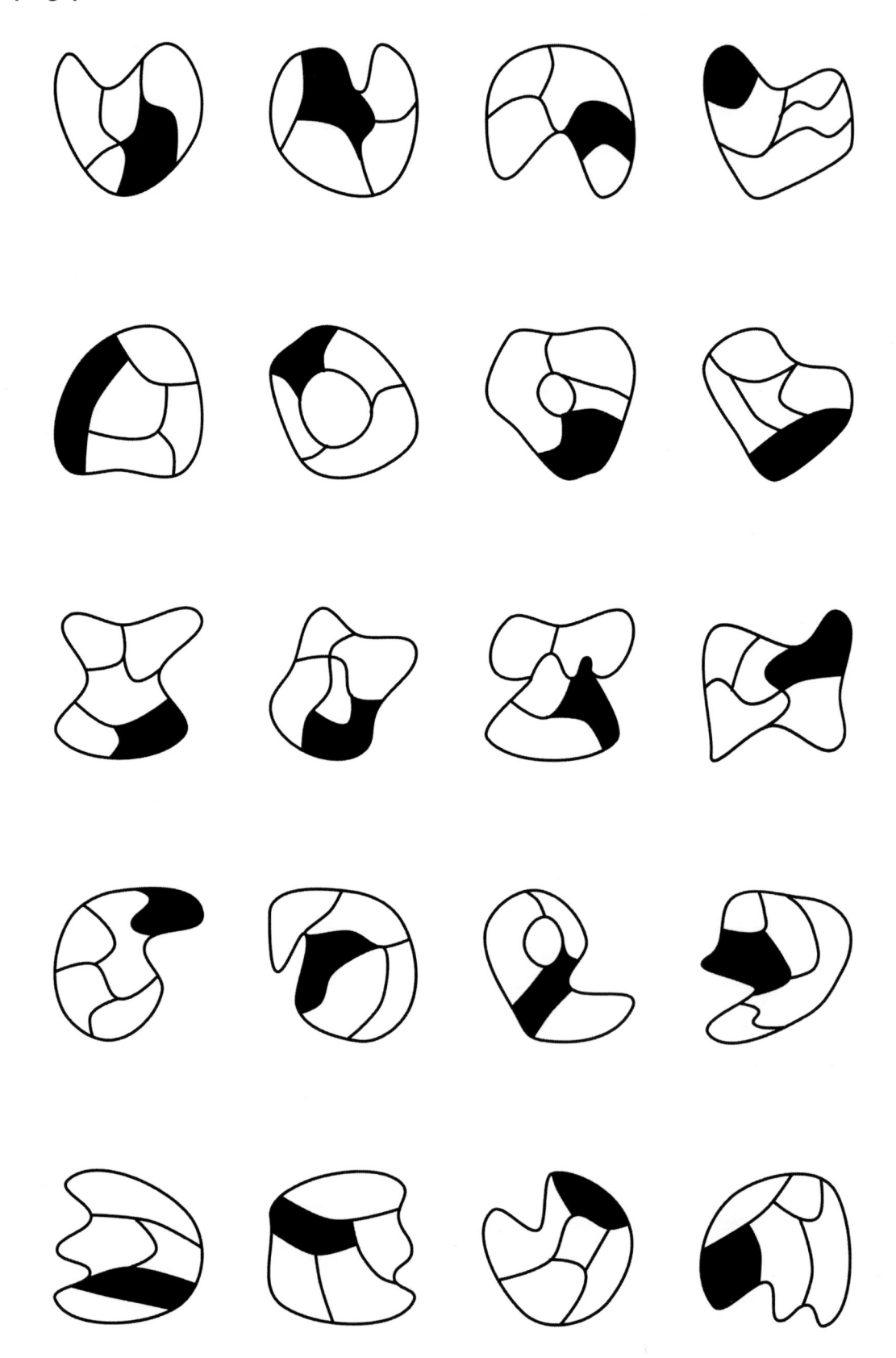

Reproduktionsphase

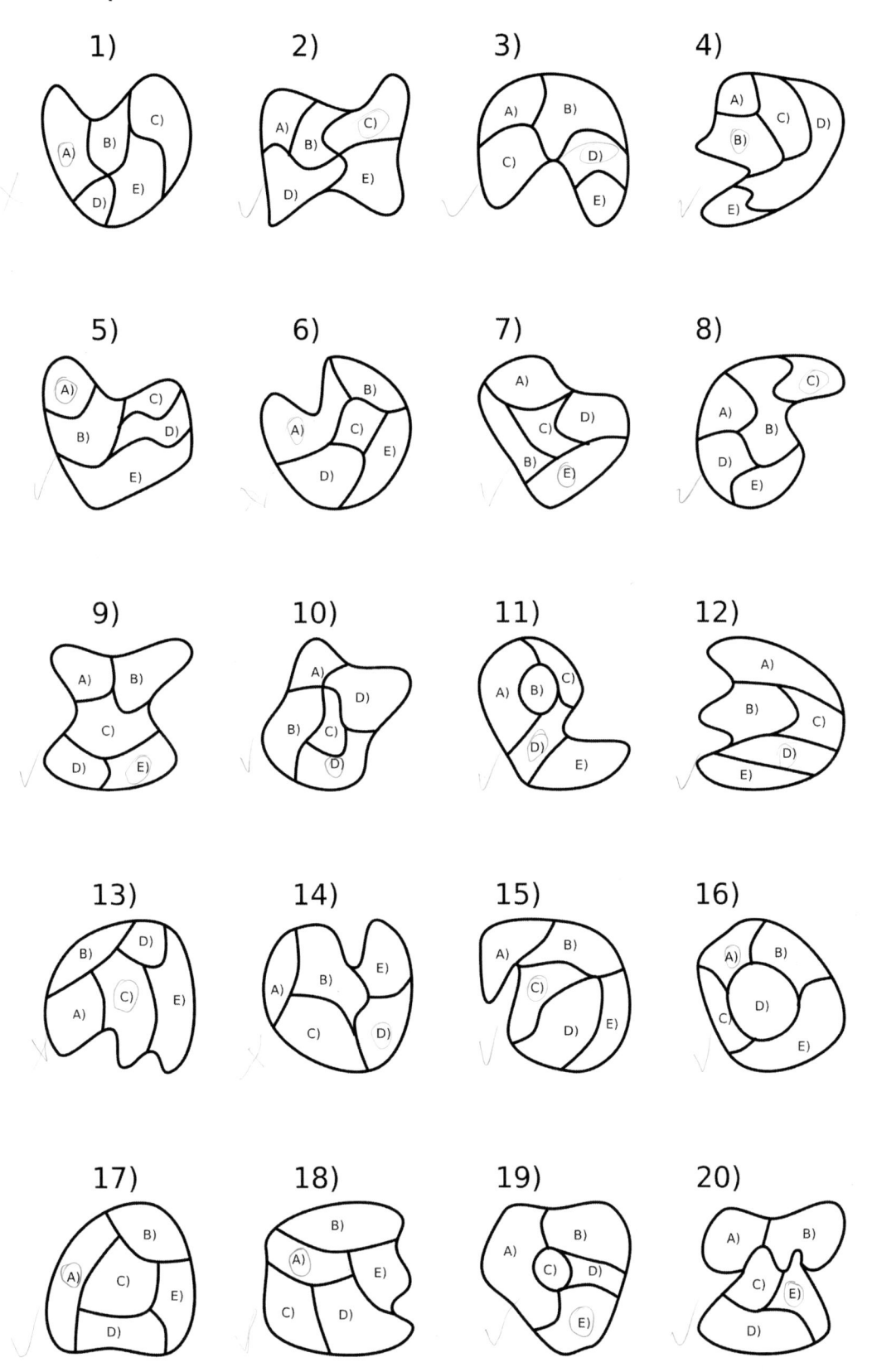

UNTERTEST
FAKTEN LERNEN

7. UNTERTEST FAKTEN LERNEN

7.1. ALLGEMEINES UND AUFBAU

Bei diesem Untertest wird nochmals die Merkfähigkeit getestet. Dieses Mal geht es um Patientendaten, was den Test für das spätere Medizinstudium sinnvoll erscheinen lässt. Er ist dem vorherigem Untertest sehr ähnlich, in manchen Teilen aber komplexer. Fairerweise ist bei diesem Untertest ein-einhalb mal so viel Zeit in der Einprägephase vorgesehen, wie bei dem Untertest Figuren lernen. Aber auch dieser Untertest ist durch ausreichendes Training sehr gut zu meistern. Hier dauert die **Einprägephase** diesmal kurze sechs Minuten, in der man mit 15 Patientengeschichten konfrontiert wird. Zu jedem Patient gehört:

```
Name,           Alter,           Beruf,      Charaktereigenschaft und Diagnose
Wolff:          ca. 17 Jahre,    Kurier,     originell - Quetschwunde
```

Zuerst solltest Du versuchen, die Merkmale der Aufgabenstellung anhand der ersten Beispielaufgabe nachzuvollziehen.

BEISPIELAUFGABE 1

```
Baum:           ca. 18 Jahre,       Zahnarzt, ledig - Karies
Strauch:        ca. 18 Jahre,       Arzt-Helferin, nervös - Mundgeruch
Waldner:        ca. 18 Jahre,       Kosmetikerin, überwiesen - Heiserkeit

Schwarzer:      ca. 22 Jahre,       Mechaniker, alleinerziehend - Hautauschlag
Brauner:        ca. 22 Jahre,       Lkw-Führerin, depressiv - Oberschenkelbruch
Dünkel:         ca. 22 Jahre,       Rennfahrer, verheiratet - Bandscheibenschäden

Metzger:        ca. 35 Jahre,       Fußballtrainer, ängstlich - Mittelohrentzündung
Backner:        ca. 35 Jahre,       Radsport-Profi, misstrauisch - Allergie
Kasner:         ca. 35 Jahre,       Masseuse, Notfall - Rückratverletzung

Vogel:          ca. 50 Jahre,       Schauspieler, wütend - Hodenkrebs
Bleibtreu:      ca. 50 Jahre,       Kameramann, ungestüm - Lungencarzinom
Katterfeldt     ca. 50 Jahre,       Hostess, Ambulanz - Nasenbluten

König:          ca. 70 Jahre,       technische Zeichnerin, pensioniert - Knochenkrebs
Kayser:         ca. 70 Jahre,       Statiker, kontaktarm - Herzversagen
Voigt:          ca. 70 Jahre,       Feinmechanikerin, stupide - Herzinfarkt
```

Die Daten sind in fünf Dreier-Gruppen sortiert. Alle drei Patienten einer Gruppe haben das gleiche Alter und sind immer nach aufsteigendem Alter sortiert. Auffällig ist auch, dass innerhalb der Gruppen die Namen sehr ähnlich sind und die Berufe alle aus einem Berufsfeld stammen.

Auch hier folgt zunächst ein 60-minütiger Zertrümmerungstest und dann erst folgt die **Reproduktionsphase**, in welcher 20 **Verknüpfungs-Fragen** zu den vorher eingeprägten Patienten gestellt werden. Das heißt in der Frage steht ein Detail, wie z.B. der Beruf eines Patienten, in den Antwortmöglichkeiten steht ein dazugehöriges Detail, wie z.B. die richtige Diagnose. Auffällig ist, dass **keine „neuen" Fakten geschaffen** werden, sondern dass nur Antwortmöglichkeiten aus der Einprägephase vorkommen.

Typische Fragenbeispiele aus der Reproduktionsphase

```
6) Die Arzt-Helferin ...                 15) Die Patientin mit der Rückgratverlet-
                                             zung ist ...
(A) ist ledig
(B) ist verheiratet                      (A) ca. 18 Jahre
(C) ist kontaktarm                       (B) ca. 22 Jahre
(D) ist nervös                           (C) ca. 35 Jahre
(E) befindet sich in der Ambulanz        (D) ca. 50 Jahre
                                         (E)    ca. 70 Jahre
```

7.2. BEARBEITUNGSSTRATEGIE

Hier ist die Mnemotechnik ein klein wenig komplizierter, da auf mehr Details geachtet werden muss. Grundsätzlich arbeiten wir aber, wie in der Regel bei allen Mnemotechniken, wieder mit abstrakten Bildern. Das abstrakte Bild muss hierbei erst **aus den Fakten konstruiert** werden. Dabei gilt: je abstrakter, desto einprägsamer. Zum leichteren Verständnis wird die Vorgehensweise Schritt für Schritt anhand eines Beispiels erklärt.

Beispiel:

```
Baum:        ca. 18 Jahre,    Zahnarzt,   ledig  -  Karies
```

Bei diesem Beispiel könntest Du Dir einen *Baum* (Nachname Baum) mit einem *Zahn* (Beruf Zahnarzt), der einen *Schubkarren* (Diagnose Karies) schiebt, vorstellen. Zusätzlich trägt der Baum eine *Lederhose* (ledig).

An dem Beispiel wird deutlich, dass man die Fakten in abstrakte Bilder umwandelt, die man sich leichter vorstellen und merken kann. Dabei solltest Du Folgendes beachten:

✓ Die Bilder sollten sehr **vereinfacht** und abstrakt sein (z.B. Pinsel für Maler). Für das Vereinfachen der Fakten kannst Du auf Bekanntes, Bekannte oder Prominente zurückgreifen, da man sich diese leichter merkt. Oft genügt es, aus Wortteilen oder dem gleichem Wortanfang der zu lernenden Fakten, Bilder zu bauen (Asthmaanfall vereinfacht: Ast). Es bietet sich auch an, Reime aus Fakten zu bilden, die man sich dann einfacher bildlich abspeichern kann, z.B. Herzinfarkt wird zu *Herz im Quark*.

- ✓ Jedes zu merkende Patientendetail wird zu einem sichtbaren Detail in einem Bild umgewandelt. Bei der Diagnose Herzinfarkt muss das Bild z.B. *schwarzes Herz* sichtbar sein und nicht unter der Brust des Patienten „versteckt" liegen. Der Begriff „kinderlos" kann z.B. mit *Kind mit Lotterielos* memoriert werden und nicht durch das Fehlen von Kindern. (Werner Metzig, 2003, S. 75 ff)

- ✓ Das Bild sollte nur so viel wie nötig, aber so wenig wie möglich Details enthalten. *Technische Zeichnerin* sollten demnach nicht mit Zirkel, Geodreieck und Bergen von Papierrollen illustriert werden, sondern am besten nur mit einem dieser Bilder: Zirkel. (Werner Metzig, 2003, S. 75 ff)

- ✓ Das Alter muss nicht mit gelernt werden (s.u.).

- ✓ Das Geschlecht jedoch muss mit gelernt werden (s.u.).

- ✓ Oft ähneln sich die Patienten in einzelnen Fakten, wie z.B. ähnliche Charaktereigenschaften oder Diagnosen. Fällt Dir das beim Einprägen auf, solltest Du darauf achten sehr präzise Bilder zu basteln, die eine Verwechslung ausschließen. Hast Du Dir die Diagnose *Hautausschlag* bildlich mit Rötung und eitrigen Pickeln vorgestellt, so solltest Du bei der Diagnose *Allergie* ein neues Bild verwenden, z.B. einen Alligator.

- ✓ Jeder Patient bekommt ein eigenes Phantasiebild, das aus den Bildern/Gegenständen Name, Beruf, Charaktereigenschaft, Diagnose und evtl. Geschlecht besteht.

7.2.1. GESCHLECHT

Das Geschlecht ist ein weiterer sozusagen sechster Fakt, der gelernt werden muss, da in der Reproduktionsphase danach gefragt wird. Welches Geschlecht vorliegt, ist aus der jeweiligen Berufsbezeichnung ersichtlich. Das Geschlecht ist sehr einfach zu merken. Da es immer nur zwei Möglichkeiten (m/w) gibt, solltest Du Dich für eines der beiden möglichen Geschlechter entscheiden. Das Geschlecht deiner Wahl musst du dann aber auch immer konsequent in das Merk Bild einbauen. Das Andere kannst Du dann vernachlässigen. Wenn Du Dich also z.B. für die weibliche Seite entschieden hast, solltest Du immer, wenn der Patient weiblich ist, eine Frau in das Bild einfügen. Du solltest diese Frau dann richtig in Gedanken mit den anderen zugehörigen Objekten verknüpfen. Umgekehrt darf natürlich, wenn der Patient männlich ist, keine Frau in dem Phantasiebild sein. Oft wird das Geschlecht in Zusammenhang mit dem Alter gefragt.

```
11) Der ca. 70-jährige Patient leidet
an ...

(A) Knochenkrebs
(B) Herzversagen
(C) Herzinfarkt
(D) Allergie
(E) Karies
```

In diesem Beispiel gibt es zwei weibliche und nur einen, den gesuchten, männlichen Patienten in der Gruppe der 70-jährigen.

7.2.2. ALTER

Bei Fragen nach dem Alter fällt bei den Antwortmöglichkeiten (A) bis (E) in der Reproduktionsphase auf, dass sie in Reihenfolge und Alter den Altersgruppen in der Einprägephase entsprechen. Das bedeutet, dass Du Dir keinerlei Ziffern und Zahlen merken musst, da die korrekten Zahlen bei den Antwortmöglichkeiten aufgelistet sind.

```
6) Die Patientin mit der Rückgratverletzung
ist ...

(A) ca. 18 Jahre
(B) ca. 22 Jahre
(C) ca. 35 Jahre
(D) ca. 50 Jahre
(E) ca. 70 Jahre
```

Es reicht also völlig, Dir die Reihenfolge der Gruppen zu merken bzw. die Zugehörigkeit der Patienten zu ihrer Gruppe. Um Dir Reihenfolgen zu merken, gibt es viele Möglichkeiten. Eine einfache Technik ist die „Loci-Methode" (lat. locus = "Platz", Raum). Für diese Aufgabe genügt es, wenn Du Dir fünf Räume (weil es fünf Altersgruppen gibt) vorstellst. Die Räume sollten Dir gut vertraut sein (z.B. Dein eigenes Zuhause) und die Reihenfolge der Räume sollte immer die gleiche bleiben.

Sobald Du Dich auf fünf Räume festgelegt hast, kann es losgehen: Nun legst Du die Patienten-Phantasiebilder in Gedanken im jeweiligen Raum ab. Also die Patienten aus der 1. Gruppe in den 1. Raum, alle Patienten aus der 2. Gruppe in den 2. Raum, und so weiter. Angenommen es wird nach einem Patienten gefragt, den Du gedanklich im 3. Raum abgelegt hast, so entspricht das der 3. Altersgruppe und somit der 3. Antwortmöglichkeit, also Antwort (C).

Falls aber das Alter in der Frage selbst auftaucht, musst Du bei einer anderen Frage, bei der das Alter aufgelistet ist, nachschauen. Dann weißt Du welches Alter zu welcher Gruppe gehört und in welchem der Räume der Patient zu finden ist.

Zusammenfassung

- ✓ Jeder Patient wird also als Merkbild aus vier Objekten (Name, Beruf, Charaktereigenschaft und Diagnose) aufgebaut, mit oder ohne weiblicher Person.

- ✓ Anschließend wird der Patient in dem zugehörigen virtuellen Raum abgelegt

- ✓ Wiederhole nach drei Patienten die Merkbilder, verinnerliche Dir die Bilder innerhalb des dazugehörigen Raumes.

- ✓ Beginne mit der nächsten Patientengruppe und leg diese im nächsten Raum ab.

7.3. WEITERE BEARBEITUNGSTIPPS

TIPP! Es ist völlig ausreichend nur vierzehn der fünfzehn Patienten auswendig zu lernen. Wird nach dem Patienten gefragt, den Du weggelassen hast, kannst Du die Frage mit Hilfe des Ausschlussverfahrens lösen. Da in den Antwortmöglichkeiten nur Fakten vorkommen, die auch in der Einprägephase vorkamen, ist die gesuchte Antwort diejenige, die Du nicht zuordnen kannst.

TIPP! Für wiederkehrende Charaktereigenschaften kannst Du Dir eine Liste erstellen und dazu Bilder festlegen. So kannst Du Dir Zeit beim Erstellen der Bilder sparen.

Diese Tabelle listet die Charaktereigenschaften auf, die sich in den letzten Jahren wiederholt haben. Es sind nicht alle Felder ausgefüllt. Sei also kreativ und ergänze die leeren Zeilen mit deinen eigenen Assoziationen

Begriff	Assoziation	Begriff	Assoziation
ledig	Lederhose	impulsiv	aufgeschnittene Pulsadern
alleinstehend	auf einem Bein stehen/Einstein	kontaktfreudig	steckt Finger in Steckdose
alleinerziehend	mit riesen Handschelle ein Kind hinter sich herziehen	kontaktscheu	Bambi
verheiratet		labil	wackelnder(s) Zahn/Hochhaus
geschieden		misstrauisch	
kinderlos	viele Kinder ins Bild	nervös	Hampelmann

im Ruhestand	Fernsehsessel/festgezurrt im Bett	neurotisch	
pensioniert		optimistisch	Smily
Rentner	Rentnerausweis	phlegmatisch	mit Patex am Boden festgeklebt
verwitwet	Schwarze Witwe	reizbar	Reizwäsche
affektiert	Affe ins Bild	schüchtern	Schamesröte
ängstlich	Angsthase ins Bild	sensibel	Sensenmann
belastbar	Bleigürtel	überarbeitet	am Schreibtisch viele Akten
cholerisch	Coca Cola	verwirrt	Einstein mit Zunge raus/Kabelsalat
depressiv	Saftpresse	Raucher	Churchill
furchtsam		Ambulanz/ambulant	Krankenwagen mit Blaulicht
schweigsam	Sicherheitsnadel verschließt beide Lippen	OP-Chirurgisch	Chirurg mit Messer in der Hand
gesellig	Zimmermanngeselle	Intensivstation	
gehemmt		Kassenpatient	alte Kasse
hysterisch	meckernde Ziege ins Bild	Krankenmeldung	„Krankenmelder" wird eingeschlagen
stationär	Bahnhof	Kuraufenthalt	Jungbrunnen
Poliklinik	Polyp über Klinik	Notaufnahme	
Spital	Haus im Tal	Pflegefall	Rollstuhl
Privatpatient	Schild „Privatweg"	Pflegestation	
		Röntgenabteilung	Röntgenbild

TIPP! Auch in diesem Untertest gilt der Leitspruch: Repetitio est mater studiorum. Du solltest also nach dem Lernen einer Gruppe diese erst wiederholen, bevor Du zur nächsten Gruppe voran schreitest.

7.4. TRAININGSPENSUM UND -ANLEITUNG

Für Figuren und Fakten gilt hier im Prinzip das Gleiche. Als erstes solltest Du Dich mit einer Technik vertraut machen. Bis Du die Technik wirklich verstanden hast und auch richtig anwenden kannst, brauchst Du im Schnitt eine Woche. Die Strategie ist für Ungeübte sehr zeitaufwendig, daher sollte das Ganze erst einmal ohne Zeitdruck geschehen. Bald wirst Du merken, dass Du bei jedem Versuch schneller und effektiver wirst. Sobald Du Dich dann mit dem Umgang und den einzelnen Schritten der Techniken sicher fühlst, musst Du sie unter Zeitdruck anwenden. Du kannst Dir aber anfangs getrost mehr Zeit als vorgesehen geben. Dies ist für Ungeübte immer noch sehr schwer. Ein gutes Zeitfenster für Anfänger sind zehn Minuten für die Einprägephase. In der Reproduktionsphase gibt es meist keine Zeitprobleme, Du kannst Dich natürlich trotzdem auch hier langsam an den vorhergesehenen Zeitrahmen herantasten. Sobald Du Dich bei zehn Minuten sicher fühlst, solltest Du Dich steigern und Dir nur noch neun Minuten für die Einprägephase Zeit geben. Nach diesem Schema solltest Du Dich immer weiter steigern, Dir immer eine Minute weniger Zeit lassen, bis Du bei den gewünschten Zeiten (6 Min./Fakten und 4 Min./Figuren) angekommen bist und Dich sicher fühlst. Natürlich solltest Du die einstündige Pause zwischen Einpräge- und Reproduktionsphase einhalten und z.B. einen anderen Untertest üben. Wichtig ist, dass Du möglichst konstant trainierst, d.h. nicht mehr als jeweils eine Übung pro Tag und auch nicht weniger als vier Übungen pro Woche. Mit einem geringen Zeitaufwand von oft weniger als einer halben Stunde pro Übungstag, kannst Du bei den beiden Merkfähigkeitstests schon herausragende Verbesserungen erreichen.

> **Merkbox**
>
> ✓ Mit der Loci-Methode zu mehr Gedächtnispower.
> ✓ Beflügele Dein Gedächtnis mit Deiner Kreativität.
> ✓ Nutze den Eckentrick.
> ✓ Erstelle Dir einen Trainingsplan und trainiere möglichst konstant.
> ✓ Punktebringer! Auf diese Untertests besonders gut vorbereiten.

7.5. ÜBUNGSAUFGABEN

Die dazugehörigen Fakten findet man in der Beispielaufgabe weiter oben.

1) Der ledige Patient ist von Beruf ...

(A) Mechaniker
(B) Rennfahrer
(C) Zahnarzt
(D) Schauspieler
(E) Kameramann

2) Die Kosmetikerin ...

(A) ist nervös
(B) wurde überwiesen
(C) ist depressiv
(D) ist misstrauisch
(E) ist ungestüm

3) Das Alter des Radsport-Profis beträgt ...

(A) ca. 18 Jahre
(B) ca. 22 Jahre
(C) ca. 35 Jahre
(D) ca. 50 Jahre
(E) ca. 70 Jahre

4) Der Schauspieler leidet an ...

(A) Lungenkarzinom
(B) Nasenbluten
(C) Herzversagen
(D) Hodenkrebs
(E) Herzinfarkt

5) Der Patient mit Herz-versagen ist von Beruf...

(A) Statiker
(B) Feinmechaniker
(C) Fußballtrainer
(D) Zahnarzt
(E) Kameramann

6) Die Arzt-Helferin ...

(A) ist ledig
(B) ist verheiratet
(C) ist kontaktarm
(D) ist nervös
(E) befindet sich in der Ambulanz

7) Die Diagnose für die Lkw-Führerin lautet ...

(A) Knochenkrebs
(B) Oberschenkelbruch
(C) Hautauschlag
(D) Allergie
(E) Nasenbluten

8) Die an Heiserkeit erkrankte Patientin ist ...

(A) überwiesen
(B) pensioniert
(C) misstrauisch
(D) ungestüm
(E) stupide

9) Der Radsport-Profi heißt ...

(A) Brauner
(B) Schwarzer
(C) Backner
(D) Kasner
(E) Vogel

10) Die Diagnose für den Notfallpatienten lautet:

(A) Rückgratverletzung
(B) Lungenkarzinom
(C) Mundgeruch
(D) Herzinfarkt
(E) Nasenbluten

11) Der ca. 70-jährige Patient leidet an ...

(A) Knochenkrebs
(B) Herzversagen
(C) Herzinfarkt
(D) Allergie
(E) Karies

12) Der verheiratet Patient heißt ...

(A) Waldner
(B) Strauch
(C) Kasner
(D) Bleibtreu
(E) Dünkel

13) Frau Kasner ist von Beruf ....

(A) Masseuse
(B) Hostess
(C) Technische Zeichnerin
(D) Feinmechanikerin
(E) Lkw - Führerin

14) Der Patient mit dem Hodenkrebs ist ...

(A) wütend
(B) ein Notfall
(C) ängstlich
(D) kontaktarm
(E) stupide

15) Die Patientin mit der Rückgratverletzung ist ...

(A) ca. 18 Jahre
(B) ca. 22 Jahre
(C) ca. 35 Jahre
(D) ca. 50 Jahre
(E) ca. 70 Jahre

16) Frau Strauch ...

(A) ist ledig
(B) wurde überwiesen
(C) ist depressiv
(D) ist nervös
(E) ist verheiratet

17) Die Diagnose für die Kosmetikerin lautet ...

(A) Mundgeruch
(B) Karies
(C) Knochenkrebs
(D) Heiserkeit
(E) Allergie

18) Die Patientin in der Ambulanz ist von Beruf ...

(A) Hostess
(B) technische Zeichnerin
(C) Feinmechanikerin
(D) Masseuse
(E) Kosmetikerin

19) Die Diagnose für Herrn Vogel lautet ...

(A) Mittelohrentzündung
(B) Hodenkrebs
(C) Knochenkrebs
(D) Oberschenkelbruch
(E) Mundgeruch

20) Der Patient mit der Mittelohrentzündung ...

(A) ist verheiratet
(B) ist depressiv
(C) ist nervös
(D) ist ängstlich
(E) wurde überwiesen

UNTERTEST
TABELLEN UND DIAGRAMME

8. UNTERTEST TABELLEN UND DIAGRAMME

8.1. ALLGEMEINES UND AUFBAU

Sowohl im EMS als auch im TMS ist dieser Test der letzte Untertest des Tages. Nach ca. fünf Stunden konzentriertem Arbeiten befindet sich i.d.R. nur noch trüber Gehirnmatsch im Kopf, der das Denken zäh macht. Was also in diesem Untertest zählt wie in keinem anderen, ist die **Ausdauer**. Die meisten AbsolventInnen geben in diesem Untertest auf, lehnen sich zurück und warten auf das Ablaufen der Zeit, um nur durch das Geschnarche des Nachbarn geweckt zu werden. Das sollte Dir hier nicht passieren, vielmehr solltest Du die Chance nutzen, Dich hier nochmal von der Konkurrenz abzusetzen. Deshalb Zähne zusammenbeißen und Dich Stück für Stück durchackern. Das Ziel muss hier nicht die Maximalpunktzahl sein, aber jede Aufgabe, die Du noch bearbeiten kannst, bringt evtl. den entscheidenden Vorteil gegenüber den schnarchenden Nachbarn.

Hinzu kommt, dass in den Diagrammen oft sehr komplexe medizinische und naturwissenschaftliche Zusammenhänge dargestellt werden, was die Bearbeitung oft zusätzlich erschwert. Als fertiger Mediziner tut man sich natürlich leichter beim Verständnis der dargestellten Zusammenhänge, aber keine Angst, die Aufgaben sind so gestellt, dass man auch ohne jegliche Vorkenntnisse die gesuchte Aussage identifizieren kann. Du musst nur ganz genau hinschauen.

Im TMS Test werden hier 24 Aufgaben in 60 Min. und im EMS 20 Aufgaben in 50 Min. gestellt, d.h. 2,5 Min. pro Aufgabe. Dich alle 2,5 Minuten auf ein neues Szenario einzustellen, kostet Energie. Du solltest Dir bewusst sein, dass dieser Test beabsichtigt an dieser Stelle kommt, um hier die Spreu vom Weizen zu trennen. Mit der Gewissheit im Hinterkopf, dass sich die Anderen bei diesem Untertest genauso abquälen, kannst Du Dich besser auf die Situation einstellen und weißt was auf Dich zukommt. **Sei also der Weizen!**

Jede Aufgabe ist gegliedert in Begleittext, Diagramm bzw. Tabelle und Aussagen.

8.2. BEARBEITUNGSSTRATEGIE

1. Analyse des Diagramms bzw. der Tabelle: Was wird auf der x-, was auf der y-Achse dargestellt? Wie unterscheiden sich Gruppen? Was fällt beim Verlauf auf? Wo liegt der Unterschied?
2. Begleittext aufmerksam lesen und wichtige Informationen markieren/herausschreiben.
3. Art der Fragestellung abspeichern: Wird die richtige oder die falsche Aussage gesucht?
4. Aussagen bearbeiten.

Es empfiehlt sich für die ersten zwei Schritte ca. 2/3 der Bearbeitungszeit aufzuwenden. Denn, je besser Du das Diagramm verstanden hast, desto schneller kannst Du die Aussagen im Anschluss bearbeiten.

TIPP! Oft werden im Begleittext Zahlen, Fakten, Definitionen oder die Beschriftung der Graphen genannt auf die sich später auch die Aussagen beziehen können. Diese wichtigen Informationen solltest Du also markieren oder, noch besser, in das Diagramm übertragen. Bsp. TMS II Nr. 182, TMS I Nr. 162 (Beschriftung der Graphen)

CAVE! Ein ganz häufiger und vermeidbarer Leichtsinnsfehler ist das Überlesen der Fragestellung: „Welche Aussage ist dieser Information zufolge falsch?" Es passiert schnell, dass man übersieht, dass die falsche Aussage gesucht wird oder nach der Beantwortung der zweiten oder dritten Aussage plötzlich wieder beginnt, die richtige Aussage zu suchen. Empfehlenswert ist es daher bei allen Untertests, bei denen die „falsche Aussage" gesucht wird, „falsch" zu markieren.

Du solltest **mindestens zwei Aussagen bearbeiten**, bevor Du Dich auf eine Antwort festlegst. Es passiert nicht selten, dass man erst bei der zweiten Aussage versteht, wie das Diagramm genau auszuwerten ist. Du solltest Dich also nicht auf die Aussage (A) direkt festlegen und zur nächsten Aufgabe weitergehen, sondern mindestens noch Aussage (B) gegenlesen. Es ist jedoch nicht notwendig alle Aussagen zu bearbeiten, bevor Du Dich für eine Antwort entscheidest. Mit dem Ausschlussprinzip lässt sich Zeit sparen.

Auch in diesem Untertest sind die Aufgaben nach Schwierigkeit gestaffelt. Bei den ca. **ersten 8 Aufgaben** ist es **meist leicht**, die gesuchte Aussage mit Sicherheit zu identifizieren. Du solltest daher versuchen v.a. bei den ersten Aufgaben zu punkten. Bist Du Dir bei der Beantwortung einer Aussage unsicher, solltest Du diese am Rand markieren und eher mit der Bearbeitung der nächsten Aussage fortfahren, um eine eindeutig falsche bzw. richtige Aussage zu suchen. Hängst Du allerdings bei einer Aufgabe fest und findest auf Teufel komm raus keinen passenden Lösungsweg, empfiehlt es sich zur nächsten Aufgabe weiterzugehen und keine Zeit zu verschwenden.

8.3. WELCHE DIAGRAMMTYPEN WERDEN HÄUFIG GEFRAGT?

Am häufigsten kommen drei Typen von Diagrammen dran. Kreisdiagramme, Balkendiagramme und Kurvendiagramme. (Test Info´07, 2007, S. 38) Daneben gibt es noch eine unerschöpfliche Anzahl von Sonderformen, die hier nicht besprochen werden. Die Diagramme werden in 2D oder 3D dargestellt. Zweidimensionale Graphen, die als Fläche in nur einer Ebene dargestellt werden, sind i.d.R. einfacher abzulesen als dreidimensionale Darstellungen. Diagramme in 3D, in denen jeder Punkt im Raum durch die Angabe der x, y und z-Koordinate definiert ist, erschweren einem das Ablesen durch die zusätzliche z-Achse und führen damit häufiger zu Leichtsinnsfehlern. Tust Du Dir jedes Mal sehr schwer, kannst Du die dreidimensionalen Diagramme markieren, überspringen und, wenn am Ende noch Zeit übrig ist, zurückkehren.

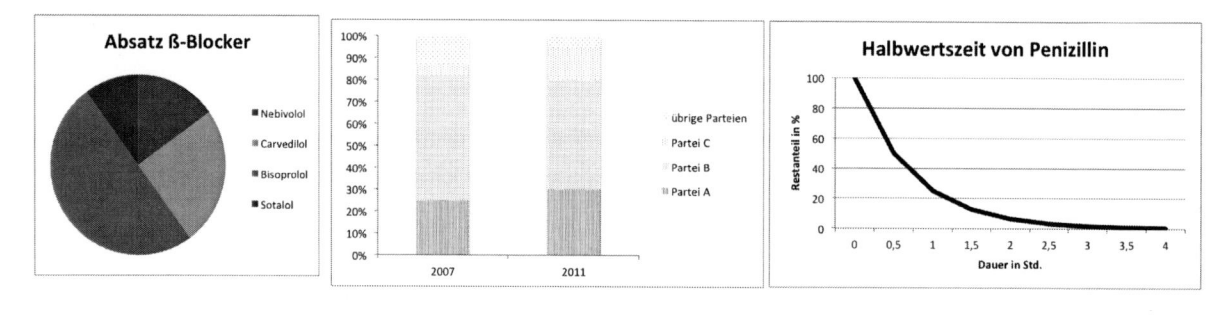

8.4. ABSOLUTE UND RELATIVE ANGABEN

Es ist wichtig bei der Angabe der Aufgabe sorgfältig zu lesen und zu unterscheiden, ob absolute oder relative Angaben dargestellt sind. Absolute Größen sind physikalisch messbare Größen, z.B. Volumen in qm, Geschwindigkeit in m/s. Absolute Größen sind Häufigkeiten (<u>Zahlen</u>). Relative Größen sind nicht direkt messbare Größen. Der Bezugspunkt ist eine – nicht immer bekannte – absolute Basis. Angaben werden z.B. in Prozent, Promille usw. gemacht. Relative Größen sind <u>Anteile</u>. (Test Info´07, 2007, S. 39)

Es ist nicht möglich, allein aus relativen Angaben auf die zugrunde liegende absolute Basis rückzuschließen. Ein Beispiel: Partei A hatte 2010 37 % der Stimmen, 2011 50 %. D.h. aber nicht zwangsläufig, dass Partei A 2011 von mehr Personen gewählt wurde, weil die Anzahl der Wähler nicht genannt ist. Diese falsche Schlussfolgerung ist eine häufig gestellte Falle, auf die Du achten solltest. Damit Du die Art der Angaben nicht überliest, solltestDu Dir im Begleittext und im Graphen relative bzw. absolute Angaben mit einem Textmarker kennzeichnen.

Als Übung empfiehlt sich TMS I Nr. 183.

Lösung: Als erstes empfiehlt es sich im Begleittext „prozentuale Anteile" (Institut für Test- und Begabungsforschung, TMS I, 1995, S. 96) und links und rechts des Diagramms % zu markieren. Aussage (A) ist falsch, da sich „3,5 mal so viele 1-15jährige" (Institut für Test- und Begabungsforschung, TMS I, 1995, S. 96) auf eine Anzahl bezieht und nicht auf eine Steigerung des prozentualen Anteils um den Faktor 3,5. Die absolute Basis, wie viele ein- bis 15-jährige 1957 bzw. 1997 bei Unfällen starben, ist nicht gegeben. Aussage (B) ist falsch, da der „Anteil der an Kreislauferkrankungen zurückzuführenden Todesfälle" (Institut für Test- und Begabungsforschung, TMS I, 1995, S. 96) nicht zu-, sondern abgenommen hat. Darüber hinaus kann bei einem Streifendiagramm, das nur zwei Stichproben der Jahre 1957 und 1997 darstellt, keine Aussage über einen Verlauf abgegeben werden. „Die von 1957 bis 1997" (Institut für Test- und Begabungsforschung, TMS I, 1995, S. 96) ist damit falsch. Die Ableitung, dass die Todesfälle auf den Einfluss veränderter Lebensbedingungen zurückzuführen seien, wird im Begleittext erwähnt und könnte somit als richtig gewertet werden. Aussage (C) ist richtig, da hier das Zauberwort „prozentuale Anteile" genannt wird. Aussage (D) ist falsch, da wie in Aussage (A) über die Anzahl der Menschen keine Aussage gemacht werden kann. Aussage (E) ist falsch, da der prozentuale Anteil der Unfalltoten mit zunehmendem Lebensalter erst anstieg und dann absank.

Weitere Übungsaufgaben: TMS II, Nr. 181. EMS TEST INFO Nr. 67

8.5. PROZENT UND PROZENTPUNKT

Auch wenn im TMS/EMS dieses Vorwissen nicht vorausgesetzt wird, ist es für das Verständnis hilfreich, den Unterschied zwischen Prozent und Prozentpunkt zu kennen. Der Prozentpunkt ist ein sprachliches Hilfsmittel zur Bezeichnung des absoluten Unterschiedes zwischen zwei relativen Angaben, die in Prozent vorliegen. Bsp.: Eine Partei erhält im ersten Wahljahr 1 % der Stimmen. Im zweiten Wahljahr erhält sie 2 % der Stimmen. Wäre die Aussage richtig, dass die Partei im zweiten Wahljahr ihren prozentualen Anteil an Stimmen um 1 % steigern konnte? Die Aussage ist falsch, da eine Steigerung um 1 % gerade mal auf 1,01 % ($\frac{1}{100} + \frac{1}{100} \times \frac{1}{100} \times 100$) kommen würde. Richtig wäre die Aussage, der prozentuale Anteil der Partei hat sich um 100 % gesteigert oder eben um einen Prozentpunkt.

Übungsaufgabe: Ein Pharmakonzern vertreibt vier verschiedene ß-Blocker. Dargestellt sind die prozentualen Anteile am Jahresabsatz eines jeden ß-Blockers.

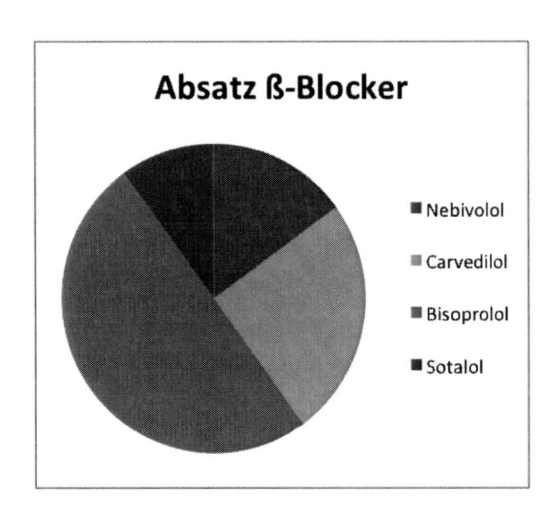

Welche der folgenden Aussagen ist aus der Grafik herleitbar?
  (A) Der prozentuale Jahresumsatz von Bisoprolol war um 25 % größer, als der von Carvedilol.
  (B) Prozentual gesehen, war der Umsatz von Sotalol größer als der von Nebivolol.
  (C) Der prozentuale Jahresumsatz von Bisoprolol war um 100 % größer als der von Carvedilol.
  (D) Bisoprolol wurde im Jahr 2011 häufiger verkauft als Carvedilol.

Lösung: Aussage (A) ist falsch, da der Jahresumsatz nicht um 25 %, sondern um 100 % größer war. Der Rechenweg wäre folgender: Die Basis wäre hier der 25 %ige Anteil von Carvedilol am Gesamtumsatz. Zusätzliche 25 % zu diesen 25 % wären:

1. $\frac{1}{4} \times \frac{1}{4} = \frac{1}{16}$ bzw. 0,0625 bzw. 6,25 %

2. 25 % + 6,25 % = 31,25 %

Aussage (B) ist falsch, da der Umsatz von Sotalol kleiner war, als derjenige von Nebivolol. Aussage (C) ist richtig. Man kann sich die Aussage auch wie folgt vereinfachen: Eine Steigerung um 100 % bedeutet eine Verdoppelung. Eine Steigerung um 200 % eine Verdreifachung. Eine Steigerung um 300 % eine Vervierfachung usw. Aussage (D) ist falsch, da nicht die Anzahl der verkauften Exemplare, sondern der Umsatz angegeben ist. Wenn der Preis von Bisoprolol teurer gewesen wäre als der von Carvedilol, hätten weniger Exemplare verkauft werden müssen.

Übungsaufgabe: Das Risiko einer Mutter, ein Kind mit Downsyndrom zu gebären, beträgt mit 35 Jahren 0,2 % und mit 45 Jahren 1 %.
  (A) Um das wie Vielfache ist das Risiko der 45-jährigen Mutter größer?
  (B) Um wie viel Prozent wurde das Risiko innerhalb von 10 Jahren gesteigert?
  (C) Auf wie viel Prozent des Ausgangswertes wurde das Risiko gesteigert?

Lösung: Zu (A): Das Risiko wurde um den Faktor 5 gesteigert, da 0,2 x 5 = 1. Zu (B): Das Risiko wurde innerhalb von 10 Jahren um 0,8 Prozentpunkte gesteigert bzw. um 400 %. Wie oben festgestellt, bedeutet eine Steigerung um 100 % eine Multiplikation mit 2, um 200 % mit 3, um 300 % mit 4 und um 400 % mit 5. Zu (C): Wichtig ist die Unterscheidung zwischen den Wörtern <u>um</u> und <u>auf</u>. Eine Steigerung um 100 % bedeutet, dass man 100 % zum Ausgangswert addiert. Da der Ausgangswert 100 % entspricht und nun <u>um</u> 100 % gesteigert wurde, ist der neue Wert <u>auf</u> 200 % gesteigert worden. In dem genannten Beispiel heißt das also, dass der Ausgangswert von 0,2 % um 400 % gesteigert wurde und nun bei 1 % liegt. Da der Ausgangswert von 0,2 % den 100 % entspricht, wurde der Ausgangswert auf 500 % gesteigert.

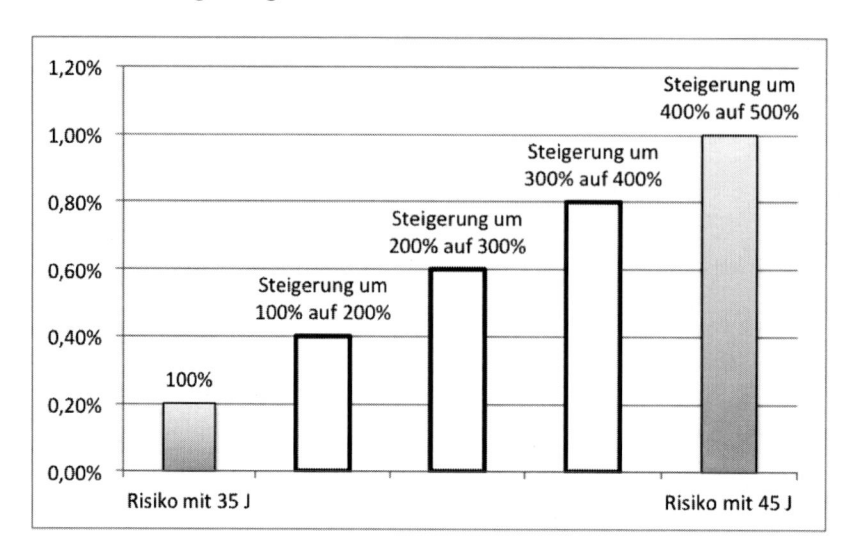

Weitere Übungsaufgaben: TMS I Nr. 161(A), Nr. 169 (A), Nr. 174 (D), TMS II Nr. 75

8.6. SÄULENDIAGRAMME

Man unterscheidet eindimensionale und zweidimensionale Diagramme. Bei eindimensionalen Säulen- und Balkendiagrammen ist nur eine Achse beschriftet. Die zweite Achse ist allein eine Aufstelllinie ohne Einteilung. Die beschriftete Achse kann sowohl Prozente als auch absolute Werte darstellen. Bei **zweidimensionalen Grafiken** sind sowohl die x- Achse als auch die y-Achse eingeteilt.

Übungsaufgabe: Dargestellt sind die Wahlergebnisse der Parteien A, B, C und übriger Parteien in den Jahren 2007 und 2011. Die Angaben liegen in Prozent vor.

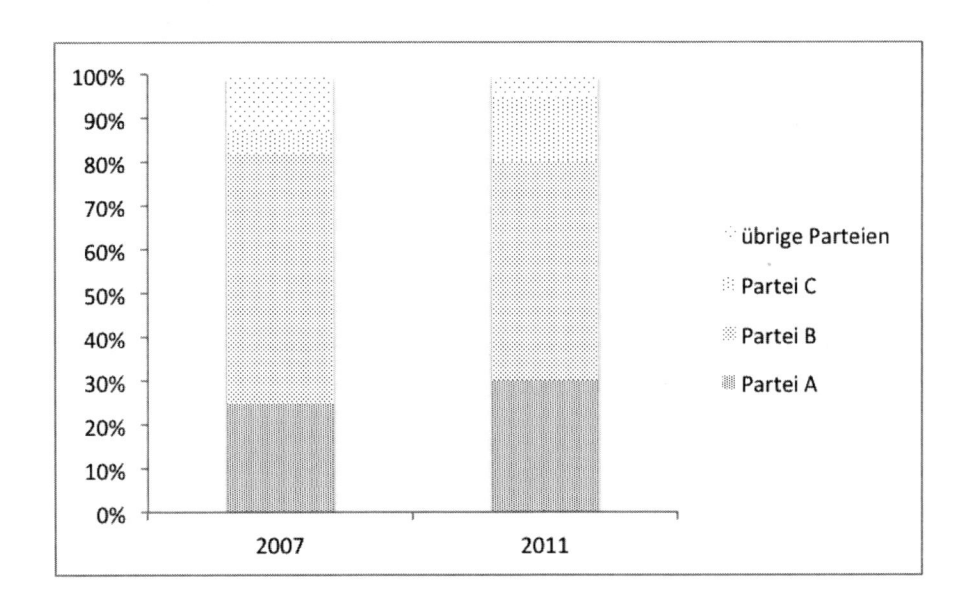

Welcher der Aussagen lässt sich richtigerweise ableiten?
(A) Partei B fiel 2007 um 2 Prozentpunkte auf 80 % ab.
(B) Die Anzahl der Stimmen von Partei B nahmen im Vergleich zu 2007 ab.
(C) Partei B sind alles Nazikommunisten.
(D) Partei B fiel 2011 von 57 % auf 50 % der Stimmen ab.

Lösung: Aussage (A) ist falsch, da sich in einem gestapelten Säulendiagramm die Anteile zu 100 % addieren. Für die Errechnung der Anteile subtrahiert man also die Anteile voneinander. Partei B hatte somit 2007 einen Stimmanteil von 82 % - 25 % = 57 % und 2011 einen Stimmanteil von 80 % - 30 % = 50 %. Aussage (B) ist nicht ableitbar, da die Anzahl der Stimmen nicht angeben wurden. Aussage (C) bleibt ein heißer Kandidat ☺. Aussage (D) ist demnach richtig.

TIPP! Eine klassische Falle ist der Versuch, durch optisch gleichhoch wirkende Säulen zu verwirren. Es empfiehlt sich daher mit dem Diagramm zu arbeiten und z.B. parallele Hilfslinien zur Achse bzw. zur Grundfläche in die Diagramme einzuzeichnen, um die Ablesung zu vereinfachen. Selbst minimale Abweichungen sind signifikant!

Weitere Übungsaufgaben: TMS II Nr. 161, Nr. 172.

8.7. KURVENDIAGRAMME UND KURVENZÜGE

Dieser Typ von Diagramm hat einen erhöhten Schwierigkeitsgrad. Er beschreibt zwei Größen (x, y) die zueinander in Abhängigkeit stehen können. Oft ist die Aufgabe die Beurteilung der Maxima, Minima und der hier die zugrundeliegende mathematische Gesetzmäßigkeit (Test Info´07, 2007, S. 39), die die Abhängigkeit zwischen x- und y-Werten ausdrückt. Z.B. Ein direkt proportionaler Zusammenhang, ein exponentieller Zusammenhang etc. Im Folgenden werden daher die wichtigsten Graphen wiederholt, um deren mathematische Funktion auf einen Blick erkennen zu können.

8.7.1. GRUNDBEGRIFFE

Die Achsen im kartesischen Koordinatensystem werden als x- und y-Achse bezeichnet. In einigen Aufgaben fallen jedoch stattdessen auch die Begriffe „Abszisse" und „Ordinate". Die Abszisse ist die x-Achse und die Ordinate die y-Achse *(Merkspruch: Auf der Abszisse kann man absitzen.)*. Bsp. EMS TEST INFO Nr. 66, Nr. 77, TMS I Nr. 168. Überprüfe immer die **Einteilung der Achsen**: Die Achsen können sowohl linear, als auch logarithmisch eingeteilt werden. Je nach Einteilung ändert sich auch das Aussehen des Graphen.

Lineare Achseneinteilung: Der gleiche Abstand auf der x- und y-Achse bedeutet die gleiche zahlenmäßige Differenz. P(1/2) ist zweimal so hoch auf der y-Achse wie der Punkt P(1/1) usw.

Logarithmische Achseneinteilung: Gleicher Abstand auf der x- und y-Achse bedeuten NICHT den gleichen zahlenmäßigen Unterschied. P(1/3) ist zehnmal höher auf der y-Achse als P(1/2), P(1/3) ist **100** mal höher auf der y-Achse als P(1/1). Eine einfach logarithmische Achseneinteilung eignet sich daher für das Unterbringen großer Wertemengen. Bakterien-Wachstum ist ein klassisches Beispiel: während sich die Bakterienanzahl rasant vergrößert, schreitet die Zeit, bzw. Tage, kontinuierlich fort.

8.7.2. EXPONENTIALFUNKTION

In der Mathematik bezeichnet man als **Exponentialfunktion** eine Funktion der Form $y = a^x$ mit der reellen Basis (oder auch Grundzahl). Der Exponent *a > 0 und a ≠ 1* ist x die Variable der Exponentialfunktion im Gegensatz zur Potenzfunktion, bei der die Basis die Variable darstellt. Exponentialfunktionen haben in den Naturwissenschaften, z. B. bei der mathematischen Beschreibung von Wachstumsvorgängen von Bakterien oder dem radioaktiven Zerfall von Elementen eine herausragende Bedeutung. (Wikipedia, 2012)

Die Achsen können linear oder logarithmisch dargestellt werden. Zu beachten ist dabei, dass bei einer linearen Achseneinteilung sich eine Exponentialfunktion als Kurve darstellt, jedoch bei der einfach logarithmischen Achseneinteilung als Gerade. Im Gegensatz zur Kurve schneidet die Gerade die x-Achse nicht im Unendlichen.

Ein gern verwendetes Bsp. für eine fallende Exponentialfunktion ist die **Halbwertszeit**. Die Halbwertszeit ist die Zeit, in der sich ein exponentiell mit der Zeit abnehmender Wert halbiert hat. Bei exponentiellem Wachstum spricht man entsprechend von einer Verdoppelungszeit oder (in der Biologie) Generationszeit. Die nach einer Halbwertszeit verbliebene Menge einer Substanz halbiert sich im Lauf der nächsten Halbwertszeit wiederum, d. h. es verbleibt 1/4; nach 3 Halbwertszeiten 1/8, dann 1/16, 1/32, 1/64 und so weiter. (Wikipedia, 2012)

Verändert sich ein Bestand pro Zeiteinheit um einen festen **Prozent**satz (entspricht einer relativen Zahl) des sich damit stets ändernden Zeitwertes, bezeichnet man diesen Vorgang als *exponentiell*, gleichermaßen bei der Zunahme (dem Wachstum) oder der Abnahme (auch Zerfall oder negatives Wachstum genannt). Den genannten festen Prozentsatz bezeichnet man als *Wachstumsrate*. Mathematisch wird dieser exponentielle Prozess durch eine *Exponentialfunktion* beschrieben. Verändert sich hingegen ein Bestand pro Zeiteinheit um einen **gleichbleibenden Betrag** (entspricht einer absoluten Zahl), bezeichnet man dies als *lineares Wachstum*. (Wikipedia, 2012)

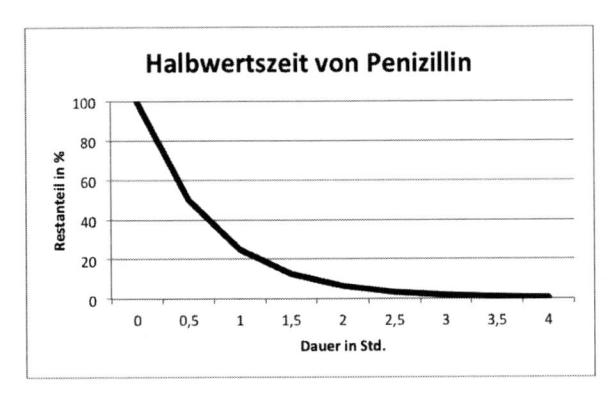

ABBILDUNG 1. Dargestellt ist die Halbwertszeit von Penicillin t(1/2) = 0,5 Std.

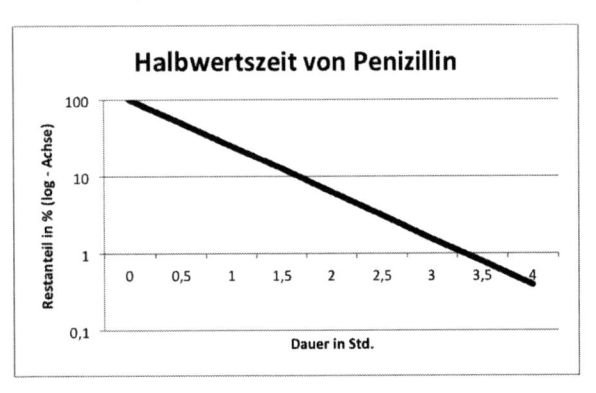

ABBILDUNG 2. Dargestellt ist die Halbwertszeit von Penicillin. Achseneinteilung einfach logarithmisch.

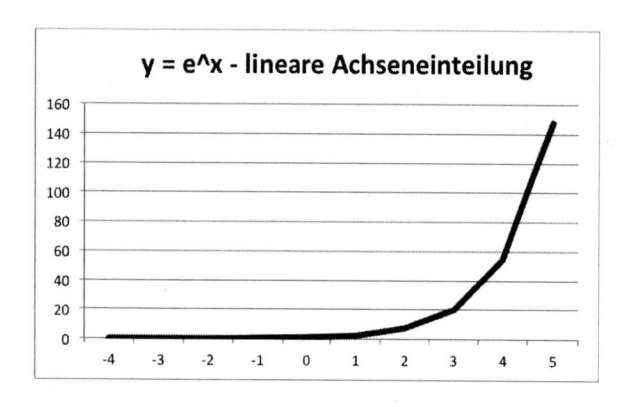

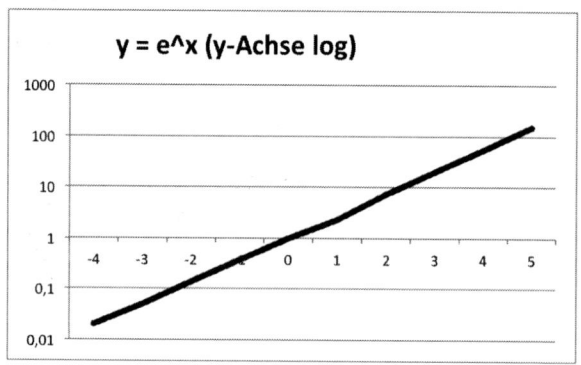

ABBILDUNG 3. Dargestellt ist DIE Exponentialfunktion oder auch e-Funktion. Sie hat zur Basis die eulersche Zahl e = 2,718...

ABBILDUNG 4. In der einfach logarithmischen Achseneinteilung stellt sich die e-Funktion als Gerade dar.

8.7.3. LINEARE FUNKTION

Als allgemeine lineare Funktion wird eine Abbildung der Form $y = mx + t$ bezeichnet, wobei m die Steigung der Funktion und t den Abstand vom 0-Punkt auf der y-Achse angibt. Die Steigung kann folgendermaßen berechnet werden $m = \frac{(y_2-y_1)}{(x_2-x_1)} = \frac{Gegenkathete}{Ankathete}$. Wenn $t = 0$ und damit die Funktion den 0-Punkt schneidet, spricht man von *Proportionalität*.

Bsp. Lena schließt einen neuen Handyvertrag ab und zahlt 9 EUR monatliche Grundgebühr. Sie telefoniert zu einem Minutenpreis von 0,05 EUR.

(A) Wie lautet die Funktionsgleichung?
(B) Welche Kosten entstehen monatlich, wenn Lena 60, 90, 120 Min. telefoniert?
(C) Wie sieht der Graph im Koordinatensystem aus?

Lösung:
(A) x ist die unabhängige Variable für die Gesprächsdauer in Minuten. $y = f(x)$ ist die abhängige Variable für die monatlichen Gesamtkosten in EUR. Die Einheiten Min. und EUR werden bei der Aufstellung der Gleichung weggelassen. Die Funktionsgleichung lautet $y(x) = 0,05x + 9$.

(B)

x (Min.)	60	90	120
y (EUR)	12	13,5	15

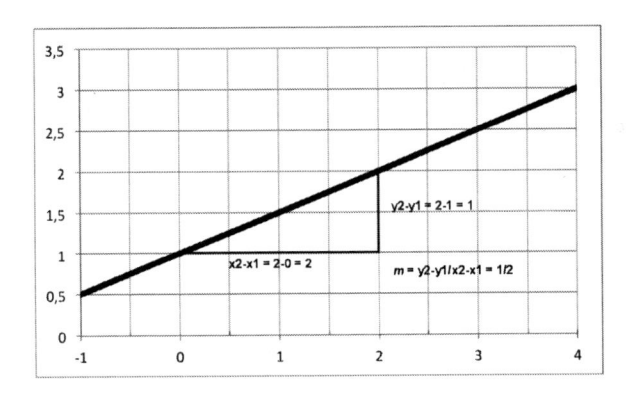

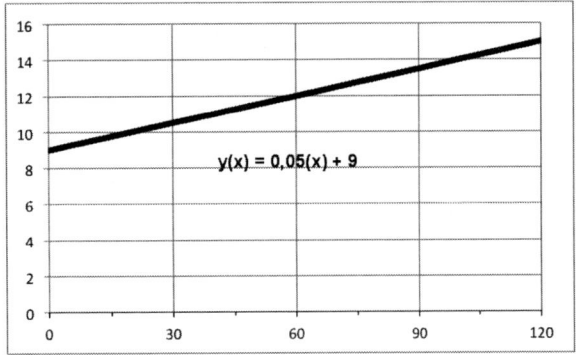

ABBILDUNG 5. Dargestellt ist die Lineare Funktion y = 0,5(x) + 1. Die Steigung wird mit berechnet.

ABBILDUNG 6. Dargestellt ist die Lineare Funktion y = 0,05(X) + 9

8.7.4. MONOTONE BEZIEHUNGEN

Eine weitere funktionelle Beziehung zwischen Variablen kann die sog. positiv monotone bzw. negativ monotone Beziehung darstellen. Als **monoton steigend** bezeichnet man in der Mathematik eine Funktion oder Folge, die nur größer wird oder konstant ist. Umgekehrt bezeichnet man als **monoton fallend**, wenn sie nur kleiner wird oder konstant bleibt. Streng monoton steigend bzw. fallend sind Folgen oder Funktionen, die nur größer bzw. kleiner werden, aber nie konstant sind. Bsp. die Zahlenreihe 1, 3, 5, 7 ist streng monoton steigend. Die Zahlenreihe 1, 2, 2, 3, 4, 5, 5, 7 ist monoton steigend, da die Zahlen 2 und 5 zweimal vorkommen. (Test Info´07, 2007, S. 39)

Bsp. TMS I Nr. 174 „(A) Mit steigendem Lebensalter kommt es zu einer kontinuierlichen Zunahme der Unfallhäufigkeit" (Institut für Test- und Begabungsforschung, TMS I, 1995, S. 90) Dies wäre eine feste Gesetzmäßigkeit und ist bei Betrachtung des Diagramms nicht ableitbar. TMS I Nr. 176 „(C) Die Differenz der Atemminutenvolumina, die für eine bestimmte Sauerstoffaufnahme in Meereshöhe und in 3000 m Höhe erforderlich sind, nimmt mit dem aufzunehmenden Sauerstoffvolumen zu." (Institut für Test- und Begabungsforschung, TMS I, 1995, S. 91) Betrachtet man die dazugehörige Tabelle, kann man feststellen, dass dieser Zusammenhang ableitbar ist.

8.7.5. PROPORTIONALITÄT

Die Hersteller des TMS/EMS legen großen Wert auf das Verständnis dieses Begriffs, weswegen sich alle Jahre wieder mehrere Aufgaben zu diesem Thema finden lassen. (Test Info´07, 2007, S. 39) Proportionalität besteht zwischen zwei Größen, wenn sie immer im gleichen Verhältnis zueinander stehen. Bei einer Verdopplung, Verdreifachung, Halbierung der einen Größe, ist dies stets mit der

Verdopplung, Verdreifachung, Halbierung der anderen Größe verbunden. Man unterscheidet die direkte und die indirekte (oder auch reziproke) Proportionalität voneinander. (Wikipedia, 2012)

Direkte Proportionalität

Direkte Proportionalität ist gegeben, wenn zwei Größen sich immer im selben Verhältnis vergrößern bzw. verkleinern. Die eine Größe geht aus der anderen durch Multiplikation mit einem immer gleichen Faktor, genannt **Proportionalitätsfaktor**, hervor. Eine proportionale Funktion ist definiert durch $y = m \cdot x$. Der Proportionalitätsfaktor berechnet sich aus $m = \frac{y}{x}$ und ist gleichzeitig die Steigung der Funktion. Im Koordinatensystem stellt sich die Funktion als **Gerade durch den Ursprung** dar.

Bsp.: Volumen und Oberfläche einer Kugel, Preis/kg und Menge von Mettwurst an der Fleischtheke

Indirekte Proportionalität

Die indirekte oder auch umgekehrte Proportionalität beschreibt den Zusammenhang, dass die eine Größe steigt, während die andere Größe im selben Verhältnis sinkt. Wird die eine Größe verdoppelt, verdreifacht, vervierfacht, wird die andere Größe halbiert, gedrittelt, geviertelt. Der Zusammenhang wird durch folgende Funktion beschrieben $y = \frac{1}{x}$. Am einfachsten kann der Zusammenhang erkannt werden, indem man das Produkt der beiden Größen bildet. Wenn das Produkt konstant ist, ist der Zusammenhang indirekt proportional, d.h. $y \cdot x = konstant$. Die Funktion stellt sich im Koordinatensystem als **Hyperbel** dar.

Bsp.: 9 Handwerker verrichten eine Arbeit in 13 Stunden. Wie viel Zeit brauchen dann 7 Handwerker?

x	1	2	3	4	5	6	7	8	9
y	117	58,5	39	29,25	23,4	19,5	16,71	14,625	13

Lösung: 9 Handwerker → 13 h; 1 Handwerker → 9*13 h = 117 h; 7 Handwerker → 117/7 h = 16,71 h.

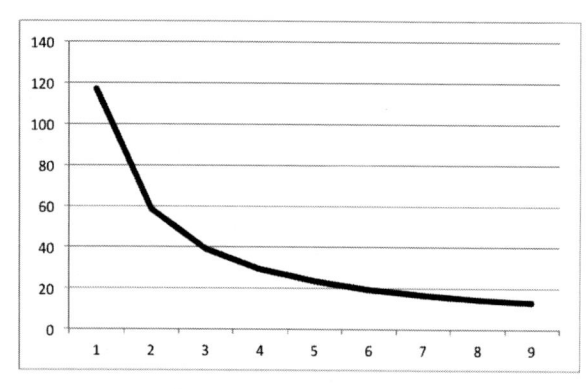

ABBILDUNG 7. Dargestellt ist eine indirekte Proportionalität in Form einer Hyperbel. Der Proportionalitätsfaktor beträgt y*x = 9*13 = 117

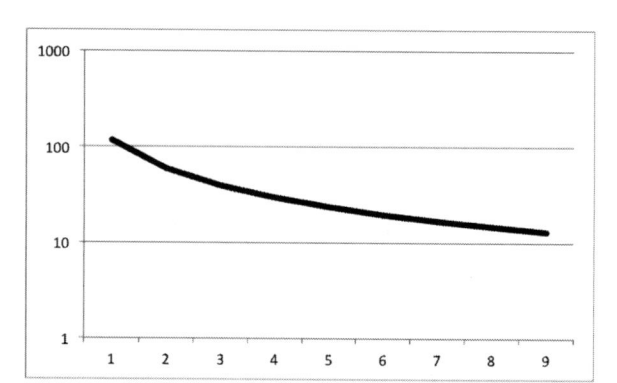

ABBILDUNG 8. Dargestellt ist die selbe Funktion, allerdings wurde die y-Achse logarrhythmiert.

Übungsaufgaben:
Exponentialfunktion: TMS I Nr. 177
Lineare Funktion: TMS I Nr. 166 (B), Nr. 175
Proportionalität: TMS I Nr. 162 (A), Nr. 163 (E), Nr. 171 (E), Nr. 176 (B, D), TMS II Nr. 177, Nr. 167

8.8. WEITERE BEARBEITUNGSTIPPS

TIPP! Aussagen, die nicht direkt aus dem Diagramm bzw. der Tabelle **ablesbar** sind, müssen als falsch gewertet werden. Vorsicht bei zu freien Interpretationen oder verallgemeinernden Aussagen (Test Info´07, 2007, S. 39). Bsp. TMS I Nr. 161: „(E) Das Arzneimittel ist in der angewandten Dosis auch dann voll wirksam, wenn mehr als 6 Einheiten des Quecksilberpräparates verabreicht werden" (Institut für Test- und Begabungsforschung, TMS I, 1995, S. 78) Im Diagramm werden nur Werte bis maximal 6 Einheiten des Quecksilberpräparates angegeben. Daher kann die Aussage nicht abgelesen werden. TMS I Nr. 178: „II. Von den Todesfällen unter den 45jährigen gehen etwa 20 Prozent auf die Krankheit X zurück." (Institut für Test- und Begabungsforschung, TMS I, 1995, S. 92) Liest man den Wert in der Graphik ab, sterben tatsächlich 20 % der an der Krankheit X erkrankten 45-jährigen. Allerdings ist die Aussage eine **Verallgemeinerung**. „Todesfälle unter den 45jährigen" bezieht sich somit auf alle Todesfälle unter 45-jährigen. Also auch solche die nicht durch die Krankheit X verursacht wurden. Damit ist die Aussage falsch. TMS II Nr. 184 „(C) Der häufigste bösartige Tumor bei 35jährigen Frauen ist der Brustkrebs." (Institut für Test- und Begabungsforschung, TMS II, 1995, S. 105) Aus der Abbildung allein ist nur ableitbar, dass bei 35-jährigen Frauen mit 27 % Wahrscheinlichkeit der Primärtumor bei Lebermetastasen ein Brustkrebs ist. Die freie Interpretation, dass Brustkrebs auch der häufigste Tumor von 35-jährigen Frauen ist, ist jedoch nicht zulässig.

TIPP! Die dargestellten wissenschaftlichen Zusammenhänge beruhen auf Tatsachen. Es kommt nicht vor, dass eine Aussage als richtig gewertet werden soll, obwohl sie erwiesenermaßen falsch ist. D.h. **Logik und Vorwissen** über einen Sachverhalt sollten hier angewandt werden und können einem Zeit sparen.

TIPP! Es ist zwar wichtig, genau zu lesen und die Genauigkeit der Angaben zu überprüfen, aber oft sind auch unzureichend genau formulierte Aussagen als richtig zu werten. Bsp. EMS TEST INFO Nr. 70: „(C) Bei 37°C können eine oder zwei Phasen auftreten" (Test Info´07, 2007, S. 30) Die Aussage ist richtig, aber korrekt formuliert würde die Aussage (C) lauten: Bei 37 °C können *in Abhängigkeit vom Gew-% Arzneistoff in Wasser* eine oder zwei Phasen auftreten. Bsp. TMS II Nr. 173: „(B) Ohne Calcium-Zusatz sind alle Veränderungen durch Adrenalin deutlicher als mit Calcium-Zusatz." (Institut für Test- und Begabungsforschung, TMS II, 1995, S. 94) Das Wort *alle* könnte man hier auch als Hinweis auf eine Allgemeingültigkeit missverstehen. Korrekt hätte die Aussage also lauten müssen: (B) Ohne Calcium-Zusatz sind alle *im Diagramm dargestellten* Veränderungen durch Adrenalin deutlicher als mit Calcium-Zusatz. Die Aussage ist jedoch in der Aufgabe als richtig zu werten. Falls einem also eine **Ungenauigkeit der Formulierung** auffallen sollte, sollte das vermerkt werden. Aber es empfiehlt sich weiter nach einer Aussage zu suchen die eindeutig richtig bzw. falsch ist.

TIPP! Die verwendete **Einheit** im Diagramm bzw. im Aufgabentext kann eine andere sein, als die Einheit der dazugehörigen Frage. Es empfiehlt sich also die Einheiten genau anzuschauen und ggf. ineinander umzurechnen. Bsp. Zeitangabe im Diagramm in Tagen, es wird jedoch nach Stunden gefragt. Bsp. TMS II Nr. 165

TIPP! **Signalwörter** markieren: prozentual, relativ, Anteil, Anzahl, so viele, immer, nie.

TIPP! Anfangs erscheint dieser Untertest etwas ungewürzt und fad. Trotzdem solltest Du versuchen, Dich für die Inhalte der Aufgaben zu interessieren. Oft werden schließlich medizinisch relevante Themen behandelt, die einem auch später im Studium wieder begegnen werden.

TIPP! Um Deine Energiereserven nicht zu verschleudern, kann es hilfreich sein, nach jeder erledigten Aufgabe eine kurze **regenerative Pause** einzuhalten, in der Du Dich anerkennend lobst und für die nächste Aufgabe motivierst.

8.9. TRAININGSPENSUM UND -ANLEITUNG

Dieser Untertest gehört zu den Untertests, die für eine Verbesserung einen frühzeitigen Trainingsbeginn erfordern. Es empfiehlt sich 2-3 mal pro Woche mind. 30 Min. zu trainieren. Wichtig ist, dass Du nach der Grundlagenerarbeitung erst mit den Originalaufgaben des TMS I und TMS II Buchs übst, um ein Gefühl für den Schwierigkeitsgrad und die Häufigkeit der gestellten Fallen zu bekommen. Dafür ist es entscheidend die Aufgaben im Detail durch zu arbeiten, sich jede Aussage durchzulesen und zu entscheiden, warum die jeweilige Aussage richtig oder falsch ist. Um mehr Sicherheit im Umgang mit der Auswertung von Diagrammen und Tabellen zu erlangen, kann es hilfreich sein, ähnliche Diagramme und Tabellen aus einem Lehrbuch zu analysieren, ohne zuvor den Begleittext gelesen zu haben. Wir können dazu das Kurzlehrbuch Physiologie von Thieme empfehlen (siehe Bücherempfehlung). Erst im Anschluss an die aufmerksame Bearbeitung der Originalaufgaben kannst Du noch anhand von kommerziellem Übungsmaterial Deine Fähigkeiten festigen. Du solltest aber im Gedächtnis behalten, dass diese Aufgaben keine Originalaufgaben sind und somit auch mehr verwirren, als helfen können.

> **Merkbox**
>
> ✓ Ausdauern und Durchhalten! Schritt für Schritt, Aufgabe für Aufgabe vorwärtskämpfen.
> ✓ Aufmerksam relative von absoluten Angaben unterscheiden.
> ✓ Keine Angst vor dem Rechnen mit prozentualen Angaben aufkommen lassen.
> ✓ Mit Blickdiagnose eine Exponentialfunktion, eine direkte/indirekte Proportionalität, eine lineare Funktion erkennen können.

UNTERTEST
PLANEN UND ORGANISIEREN

9. UNTERTEST PLANEN UND ORGANISIEREN

9.1. ALLGEMEINES UND AUFBAU

Der Untertest Planen und Organisieren tritt nur im EMS, aber nicht im TMS auf. Laut EMS Test Info prüft dieser Test „Fähigkeiten, die für eine effiziente Selbstorganisation im Studium wichtig sind." (Test Info´07, 2007, S. 19) Personen ohne ein ausgeprägtes Talent für Zeitmanagement, sollten sich trotzdem keine Sorgen machen. Man kann in diesem Untertest unabhängig davon eine gute bis sehr gute Leistung erbringen. Es werden verschiedenste, nicht zwingend medizinisch relevante Szenarien vorgestellt, für die man einen **Zeitplan entwerfen** soll. I.d.R. wird zur einfacheren Lösung der Aufgabe Hilfsmaterial, z. B. in Form eines Kalenders, einer Tabelle oder einer Skizze, angeboten.

Der Untertest dauert 60 Minuten. Laut Testhersteller variiert die Anzahl der Szenarien. Im EMS 2011 gab es drei Szenarien, im EMS 2007 vier Szenarien. Es werden allerdings immer insgesamt 20 Fragen gestellt. D.h. bei vier Szenarien hat man pro Szenario 15 Minuten Zeit, bei drei Szenarien 20 Minuten.

Die fünf Fragen sind nach Schwierigkeit gestaffelt. Die ersten zwei oder drei Fragen sind i. d. R. einfache Ablesefragen, die letzten zwei Fragen hypothetische Annahmen über die Veränderung der Rahmenbedingungen. Man muss also bei den letzten Fragen seinen Plan meist etwas verändern.

9.2. BEARBEITUNGSTIPPS

Die Szenarien sind meist komplex. Wenn vier Szenarien zu bearbeiten sind, empfiehlt es sich, sich von vornherein **auf drei Szenarien zu beschränken**. Damit hat man pro Szenario 20 Minuten statt 15 Minuten Zeit.

Die meiste Zeit (2/3 der Zeit) solltest Du auf die korrekte **Erstellung der Lösung** verwenden und nur 1/3 der Zeit auf die Lösung der Fragen. Pro Frage hast Du ca. 1,15 Minuten Zeit.

Zuerst solltest Du die **Aufgabe einmal komplett lesen**, um den Sachverhalt zu verstehen.

Im zweiten Schritt solltest Du nun alle Informationen in Form von Notizen, Tabellen oder einer Graphik **komprimiert veranschaulichen**. Das hat den Zweck Dir zu „überlegen, was einzelne Wörter bedeuten, wie viele Informationen Sie haben, welche Informationen relevant sind, wo Widersprüche bestehen etc." (Test Info´07, 2007, S. 35)

Ordentlichkeit und Sauberkeit ist das A und O. Du solltest nicht unüberlegt die Hilfsmittel (wie Kalender, Tabelle etc.) vollkritzeln, sondern

a) mit Abkürzungen arbeiten (lange Sätze wie „1. Treffen mit dem Betreuer" abkürzen mit z.B. „1. Tref. Betr.") und

b) mit Farbmarkern zusammenhängendes markieren.

Du solltest (z.B. im Kalender) immer noch genug Platz haben, um Änderungen durchführen zu können, d.h. vorausschauend zu arbeiten und Leichtsinnsfehler einkalkulieren.

Nach der Erstellung eines Plans, ist es empfehlenswert, dass Du die **Übertragung jeder Angabe** unter Berücksichtigung der Einschränkungen nochmals **auf Richtigkeit überprüfst** und erst danach die Fragen beantwortest. Dieser Schritt ist essentiell und dauert nicht lange, da Du alle Informationen bereits im Kopf hast und an dieser Stelle am leichtesten Fehler korrigieren kannst.

9.3. TRAININGSPENSUM

Der Untertest gehört zu den nicht sonderlich gut trainierbaren. Da es leider sehr wenig Übungsmaterial auf dem Markt gibt, ist die Vorbereitung limitiert. Es empfiehlt sich, 2 x pro Woche 30 Min. zu üben und mit der Bearbeitung der veröffentlichten Übungsszenarien der EMS Test Info zu beginnen.

9.4. ÜBUNGSAUFGABEN

9.4.1. SZENARIO EMS TEST VORBEREITUNG

Steffanie will Medizin in der Schweiz studieren und sich ausreichend auf den EMS Test vorbereiten. Sie hat sich in Foren und auf Wikipedia informiert und will sich nun einen Lernplan erstellen.

Sie will sich 5 Wochen vorbereiten und teilt die Zeit in 2 Phasen ein. Die ersten 2 Wochen will sie 1,5 Stunden pro Tag lernen, die folgenden 3 Wochen will sie das Lernpensum erhöhen und 2 Stunden pro Tag üben. Sie möchte 6 Tage die Woche lernen und sich nur den Sonntag freihalten.

Darüber hinaus muss sie folgendes berücksichtigen:

- ✓ EMS Test am Fr. 6.7. (kein Lerntag)
- ✓ Der letzte Tag vor dem EMS soll zur Entspannung frei bleiben. Sie möchte sich bis zu diesem

- Tag ohne einen Tag Pause auf den EMS vorbereiten.
- ✓ Am Mi. den 13.6. hat ihre beste Freundin Geburtstag. An diesem Tagen kann sie nicht lernen.
- ✓ Beschaffung des Übungsmaterials und Recherche: 5 Tage
- ✓ Kopieren des Übungsmaterials im Copyshop: 1 Tag
- ✓ Beschaffung des Übungsmaterials, Recherche und Kopieren des Übungsmaterials sollen vor der Phase 1 stattfinden. Auch hier soll der So. frei bleiben.
- ✓ Pfingstferien: 26.5 – 29.5.
- ✓ Osterferien: 31.3 – 10.4.. Sie will in dieser Zeit Ski fahren gehen und kann nicht lernen.
- ✓ Matura Prüfung schriftlich: 7. – 9.5. (keine Lerntage)
- ✓ Matura Prüfung mündlich: 4.6.: (kein Lerntag)
- ✓ Für die Vorbereitung auf die schriftliche Maturaprüfung plant sie 4 Wochen (28 Tage) Lernaufwand ein. Für die Vorbereitung auf die mündliche Maturaprüfung plant Sie 3 Wochen (21 Tage) Lernaufwand ein. Auch hier will sie sich den So. frei halten und nicht lernen. Die Vorbereitungszeit auf die Matura kann nicht zur Vorbereitung auf den EMS genutzt werden.
- ✓ Nach Möglichkeit sollten die Lernphasen in unmittelbarer Nähe vor der jeweiligen Prüfung (Matura schriftlich/mündlich, EMS Test) liegen.
- ✓ Sie plant zusätzlich einen Zeitpuffer von 1 Tag den sie ans Ende der 2. Lernphase legen will.

Die folgenden Untertests will sie auf 6 Tage pro Woche verteilen. Die verschiedenen Typen der Untertests dürfen pro Tag nur 1-mal geübt werden. **Erstellen Sie den Lernplan für Steffanie unter Berücksichtigung aller Vorgaben.**

Untertest	Phase 1 – Lernpensum/ Woche	Phase 2 – Lernpensum/ Woche	Einschränkungen
Figuren und Fakten lernen	2x 30 min	3x 30 min	Der Test ist in eine Einprägungs- und eine Reproduktionsphase unterteilt. Dazwischen soll der Test medizinisch naturwiss. Grundverständnis oder Tabellen und Diagramme stattfinden.
Muster zuordnen	2x 20 min	3x 30 min	Sollte in Phase 2 mit Schlauchfiguren am selben Tag stattfinden
Schlauchfiguren	3x 20 min	3x 20 min	

Konzentrationstest	6x 10 min 1x 10 min (Auswertung eines Konzentrationstests)	6x 10 min 1x 10 min (Auswertung eines Konzentrationstests)	Es soll 1 Konzentrationstest pro Woche ausgewertet werden. Die Auswertung soll am Ende der Lern-Woche erfolgen. Die Auswertung und der Konzentrationstest können am gleichen Tag stattfinden.
Quantitative und formale Probleme	3x 30 min	3x 30 min	Muss, sofern möglich, in Kombination mit Textverständnis trainiert werden.
Textverständnis	2x 30 min	2x 30 min	Muss, sofern möglich, in Kombination mit Quantitative und formale Probleme trainiert werden.
Medizinisch naturwiss. Grundverständnis	1x 50 min	2x 50 min	
Planen und Organisieren	2x 30 min	2x 30 min	
Tabellen und Diagramme	1x 50 min	2x 50 min	

	Tag 1	Tag 2	Tag 3	Tag 4	Tag 5	Tag 6
Phase 1						
Phase 2						

März

Do	1	
Fr	2	
Sa	3	
So	4	
Mo	5	
Di	6	
Mi	7	
Do	8	
Fr	9	
Sa	10	
So	11	
Mo	12	
Di	13	
Mi	14	
Do	15	
Fr	16	
Sa	17	
So	18	
Mo	19	
Di	20	
Mi	21	
Do	22	
Fr	23	
Sa	24	
So	25	
Mo	26	
Di	27	
Mi	28	
Do	29	
Fr	30	
Sa	31	

April

So	1	
Mo	2	
Di	3	
Mi	4	
Do	5	
Fr	6	
Sa	7	
So	8	
Mo	9	
Di	10	
Mi	11	
Do	12	
Fr	13	
Sa	14	
So	15	
Mo	16	
Di	17	
Mi	18	
Do	19	
Fr	20	
Sa	21	
So	22	
Mo	23	
Di	24	
Mi	25	
Do	26	
Fr	27	
Sa	28	
So	29	
Mo	30	

Mai

Di	1	
Mi	2	
Do	3	
Fr	4	
Sa	5	
So	6	
Mo	7	
Di	8	
Mi	9	
Do	10	
Fr	11	
Sa	12	
So	13	
Mo	14	
Di	15	
Mi	16	
Do	17	
Fr	18	
Sa	19	
So	20	
Mo	21	
Di	22	
Mi	23	
Do	24	
Fr	25	
Sa	26	
So	27	
Mo	28	
Di	29	
Mi	30	
Do	31	

Juni

Fr	1	
Sa	2	
So	3	
Mo	4	
Di	5	
Mi	6	
Do	7	
Fr	8	
Sa	9	
So	10	
Mo	11	
Di	12	
Mi	13	
Do	14	
Fr	15	
Sa	16	
So	17	
Mo	18	
Di	19	
Mi	20	
Do	21	
Fr	22	
Sa	23	
So	24	
Mo	25	
Di	26	
Mi	27	
Do	28	
Fr	29	
Sa	30	

Juli

So	1	
Mo	2	
Di	3	
Mi	4	
Do	5	
Fr	6	*EMS TEST*
Sa	7	
So	8	
Mo	9	
Di	10	
Mi	11	
Do	12	
Fr	13	
Sa	14	
So	15	
Mo	16	
Di	17	
Mi	18	
Do	19	
Fr	20	
Sa	21	
So	22	
Mo	23	
Di	24	
Mi	25	
Do	26	
Fr	27	
Sa	28	
So	29	
Mo	30	
Di	31	

1) Welche der folgenden Aussagen über die Reihenfolge der Untertests im Wochenplan trifft bzw. treffen zu?
   I. In Lernphase 1 und 2 werden an mindestens zwei Tagen die gleiche Kombination an Untertests trainiert.
   II. In Lernphase 1 fällt jeder Untertest auf einen bestimmten Tag, außer Schlauchfiguren und Muster zuordnen, die miteinander vertauscht werden können.

   (A)   Nur Aussage I trifft zu.
   (B)   Nur Aussage II trifft zu.
   (C)   Beide Aussagen treffen zu.
   (D)   Keine der beiden Aussagen trifft zu.

2) Welche der folgenden Aussagen trifft bzw. treffen zu?
   I. Insgesamt bereitet sich Steffanie 42 Stunden auf den EMS vor.
   II. In Phase 2 übt sie an mindestens einem der 6 Tage folgende Untertests: Quantitative und formale Probleme, Schlauchfiguren, Muster zuordnen, Konzentrationstest, Textverständnis.

   (A)   Nur Aussage I trifft zu.
   (B)   Nur Aussage II trifft zu.
   (C)   Beide Aussagen treffen zu.
   (D)   Keine der beiden Aussagen trifft zu.

3) Welche der folgenden Aussagen über den Zeitplan trifft bzw. treffen zu?
   I. Am 10.3. beginnt Steffanie mit der Recherche und Bestellung des EMS Übungsmaterials.
   II. Steffanie kann sich einen Tag der Pfingstferien frei nehmen und muss an diesem nicht für die mündliche Matura lernen.

   (A)   Nur Aussage I trifft zu.
   (B)   Nur Aussage II trifft zu.
   (C)   Beide Aussagen treffen zu.
   (D)   Keine der beiden Aussagen trifft zu.

4) Angenommen Steffanie will eine Lerngruppe bilden. Ihr Kumpel Horst ist gut in Quantitative und formale Probleme. Steffie will ihm im Gegenzug bei Textverständnis helfen. Sie wollen 2 mal pro Woche gemeinsam trainieren. Horst hat allerdings nur jeweils Mittwoch und Freitag vom 9.6 – 2.7. Zeit.
   I. Sie könnten 6-mal gemeinsam trainieren.
   II. Die Auswertung des Konzentrationstests würde dann in der 2. Phase der Vorbereitung jeweils auf einen Di. fallen.

   (A)   Nur Aussage I trifft zu.
   (B)   Nur Aussage II trifft zu.

(C) Beide Aussagen treffen zu.
(D) Keine der beiden Aussagen trifft zu.

5) Welche der folgenden Aussagen über die Auswirkungen unvorhergesehener Ereignisse trifft bzw. treffen zu?

I. Angenommen Steffanie erkrankt vom 14.6 bis 18.6 an einer Grippe und kann in dieser Zeit nicht lernen. Dann könnte sie die verlorene Zeit dadurch aufholen, indem sie die restlichen Sonntage jeweils 3 Stunden arbeitet.

II. Angenommen Steffanie vernachlässigt die Matura, um sich mehr auf die EMS Vorbereitung konzentrieren zu können und lernt nur jeweils 6 Tage für die mündliche und schriftliche Matura. Wenn sie insgesamt 8 Wochen (48 Tage) für den EMS trainieren will, dann müsste sie am Do. den 12.4. mit der Recherche beginnen.

(A) Nur Aussage I trifft zu.
(B) Nur Aussage II trifft zu.
(C) Beide Aussagen treffen zu.
(D) Keine der beiden Aussagen trifft zu.

9.4.2. SZENARIO INGE KOSCHMIDDER

Oma Koschmidder plant ihren Tagesablauf. Da sie schon etwas altersschwach und gangunsicher ist, bewegt sie sich ausschließlich mit ihrem Rollator vorwärts und will die einzelnen Termine in kürzester Zeit erledigen. Jeder Termin ist an ein Zeitfenster gebunden und kann nur innerhalb dieses Zeitrahmens erledigt werden.

Folgende Zeitfenster gelten für die einzelnen Termine:

Zahnarzt:	10:30 – 13:40 Uhr
Notar:	09:00 – 13:50 Uhr
Post:	09:30 – 10:45 Uhr
Lotterie:	13:40 – 15:00 Uhr
Friedhof:	ab 13:30 Uhr

Für jede Erledigung braucht Inge eine Stunde. Sie möchte zu ihrem ersten Termin zur frühesten möglichen Uhrzeit erscheinen. Die folgende Tabelle gibt die Fahrtdauer zwischen den einzelnen Orten an. Z.B. von der Post zur Lotterie rollt Oma Inge in 10 Minuten.

von – nach	Notar	Lotterie	Post	Friedhof	Zahnarzt
Notar	---	5 min	20 min	20 min	40 min
Lotterie	5 min	---	10 min	10 min	30 min
Post	20 min	10 min	---	15 min	5 min
Friedhof	20 min	10 min	15 min	---	10 min
Zahnarzt	40 min	30 min	5 min	10 min	---

Als **optimal** gilt derjenige Ablaufplan, der in der kürzesten möglichen Zeit alle zeitlichen und räumlichen Vorgaben berücksichtigt. Es ist zu beachten, dass keine Pausen zwischen den Terminen gemacht werden dürfen.

Ferner ist zu beachten
- ✓ Anfahrtszeit zum ersten Termin beträgt 40 Minuten
- ✓ Heimfahrt vom letzten Termin beträgt 30 Minuten

6) Welche Aussage zu den folgenden Aussagen über die Reihenfolge der Erledigungen trifft bzw. treffen zu?
   I. Ließe man die zeitlichen und räumlichen Vorgaben außer Acht, so gäbe es genau 20 Möglichkeiten, die fünf Erledigungen in eine Reihenfolge zu bringen.
   II. Wenn jedoch die zeitlichen und räumlichen Vorgaben berücksichtigt werden, wäre für Oma Inge die letzte Erledigung die Lotterie.

   (A) Nur Aussage I ist richtig.
   (B) Nur Aussage II ist richtig.
   (C) Beide Aussagen treffen zu.
   (D) Keine der beiden Aussagen trifft zu.

7) Welche Aussage zu den folgenden Aussagen über die Reihenfolge der Erledigungen trifft bzw. treffen zu?
   I. Der optimale Ablaufplan sieht einen Start bei der Post vor.
   II. Dem optimalen Zeitplan zufolge ist die letzte Erledigung um 16:10 Uhr beendet und Oma Inge nach 7 Stunden und 10 Minuten wieder daheim.

   (A) Nur Aussage I ist richtig.
   (B) Nur Aussage II ist richtig.
   (C) Beide Aussagen treffen zu.
   (D) Keine der beiden Aussagen trifft zu.

8) Wenn man annimmt – nur für diese Aufgabe -, dass sie den optimalen Ablaufplan gewählt hat und die erste Erledigung um 9:30 Uhr beginnt, welche der folgenden Aussagen über die Auswirkung von Verzögerungen trifft bzw. treffen zu?

I. Wenn die erste Erledigung 10 Minuten länger dauert als vorgesehen, könnten die restlichen vier Termine noch in den vorgegebenen Zeiträumen stattfinden.

II. Wenn der zweite Termin 5 Minuten länger, aber der vierte Termin dafür 15 Minuten kürzer dauert, kann sie alle Termine im vorgegebenen Zeitfenster erledigen.

(A) Nur Aussage I ist richtig.
(B) Nur Aussage II ist richtig.
(C) Beide Aussagen treffen zu.
(D) Keine der beiden Aussagen trifft zu.

9) Welche Aussagen über die Auswirkung veränderter Rahmenbedingungen trifft bzw. treffen zu?

I. Wenn Inge Koschmidder sich an keine vorgegebenen Zeitfenster halten müsste, wäre die kürzeste Wegstrecke zwischen den Erledigungen in 40 Minuten zurücklegbar.

II. Angenommen Oma Inge würde von vornherein auf die Lotterie verzichten, dann könnte sie bei Berücksichtigung aller zeitlichen und räumlichen Vorgaben die Dauer der Wegstrecke auf 2 Stunden und 20 Minuten verkürzen (Anfahrtszeit und Heimweg mit eingerechnet).

(A) Nur Aussage I ist richtig.
(B) Nur Aussage II ist richtig.
(C) Beide Aussagen treffen zu.
(D) Keine der beiden Aussagen trifft zu.

10) Überprüfen Sie folgende Aussagen: Angenommen die Lotterie öffnet bereits um 13:20 Uhr ihre Türen…

I. In diesem Fall wäre eine Verschiebung des ersten Termins um eine halbe Stunde nach hinten möglich.

II. Dann könnte Oma Inge bereits 10 Minuten früher zu Hause sein.

(A) Nur Aussage I ist richtig.
(B) Nur Aussage II ist richtig.
(C) Beide Aussagen treffen zu.
(D) Keine der beiden Aussagen trifft zu.

9.5. LÖSUNGEN

Die folgenden Lösungen enthalten neben den Lösungen zu den o.g. Aufgaben ebenso Lösungsvorschläge für die drei veröffentlichten Originalaufgaben der EMS TEST INFO (Test Info´07, 2007).

9.5.1. SZENARIO SEMESTERARBEIT EMS TEST INFO

Herangehensweise
1. Schritt: Reihenfolge der Tätigkeiten

Es empfiehlt sich, nach dem ersten Durchlesen die Tätigkeiten in eine chronologische Reihenfolge zu ordnen. Ein Zeitstrahl ist hier ein gutes optisches Hilfsmittel.

1. Literatursuche und -beschaffung — Dauer: 5 Tage
2. Erstellung des Konzepts der Semesterarbeit — Dauer: 3 Tage
3. Lesen und Zusammenfassen der Literatur — Dauer: 10 Tage
4. 1. Treffen mit dem Betreuer — Dauer: 1 Tag
5. Schreiben der Semesterarbeit — Dauer: 18 Tage
6. Korrekturlesen durch einen Freund — Dauer: 3 Tage
7. Ausführen der Korrekturvorschläge ihres Freundes — Dauer: 1 Tag
8. 2. Treffen mit dem Betreuer — Dauer: 1 Tag
9. Kopieren der Arbeit — Dauer: 1 Tag
10. Reserve für Unvorhergesehenes — Dauer: 1 Tag

Insgesamt: 48 Tage
(bzw. 45 Tage, da der Freund parallel zu anderen Tätigkeiten Korrektur lesen kann)

2. Schritt: Übertragung in den Kalender

Als erstes sollten alle Termine, wie „11.02. Ende der Vorlesungszeit", übertragen werden. Hierbei sind Einschränkungen zu beachten, wie „Betreuer ist nur dienstags und freitags verfügbar, in der 3. – 9. Vorlesungswoche und nach Ende der Vorlesung). Danach sollten die Tage ausgestrichen werden, an denen nicht für die Semesterarbeit gearbeitet werden kann (alle So., 2. Weihnachtsfeiertag, in Vorlesungszeit Mo. – Do.)

	Oktober			November			Dezember	
Sa	1		Di	1	X	Do	1	X
So	2		Mi	2	X	Fr	2	
Mo	3		Do	3	X	Sa	3	
Di	4		Fr	4		So	4	X
Mi	5		Sa	5		Mo	5	X (8. VL Wo.)
Do	6		So	6	X	Di	6	X
Fr	7		Mo	7	X (4. VL Wo.)	Mi	7	X
Sa	8		Di	8	X	Do	8	X
So	9		Mi	9	X	Fr	9	4. (1 Tag)
Mo	10		Do	10	X	Sa	10	5. (18 Tage)
Di	11	17 Uhr Erhalt des Themas	Fr	11		So	11	X
Mi	12	1. (5 Tage)	Sa	12		Mo	12	X (9. VL Wo.)
Do	13		So	13	X	Di	13	X
Fr	14		Mo	14	X (5. VL Wo.)	Mi	14	X
Sa	15		Di	15	X	Do	15	X
So	16	X	Mi	16	X	Fr	16	X Urlaub
Mo	17	X Beginn VL Zeit (1. VL Wo.)	Do	17	X	Sa	17	X
Di	18	X	Fr	18		So	18	X
Mi	19	X	Sa	19		Mo	19	X-Mas / X
Do	20	X	So	20	X	Di	20	X
Fr	21		Mo	21	X (6. VL Wo.)	Mi	21	X
Sa	22	2. (10 Tage)	Di	22	X	Do	22	X
So	23	X	Mi	23	X	Fr	23	X
Mo	24	X (2. VL Wo.)	Do	24	X	Sa	24	X
Di	25	X	Fr	25		So	25	X
Mi	26	X	Sa	26	3. (3 Tage)	Mo	26	X
Do	27	X	So	27	X	Di	27	
Fr	28		Mo	28	X (7. VL Wo.)	Mi	28	
Sa	29		Di	29	X	Do	29	
So	30	X	Mi	30	X	Fr	30	
Mo	31	X (3. VL Wo.)				Sa	31	

	Januar			Februar			März	
So	1	X	Mi	1	X	Do	1	
Mo	2	X	Do	2	X	Fr	2	
Di	3	X	Fr	3		Sa	3	
Mi	4	X	Sa	4		So	4	X
Do	5	X	So	5	X	Mo	5	10. (1 Tag)
Fr	6		Mo	6	X	Di	6	11. (1 Tag)
Sa	7		Di	7	X	Mi	7	8 Uhr: Abgabe der Arbeit
So	8	X	Mi	8	X	Do	8	
Mo	9	X	Do	9	X	Fr	9	
Di	10	X	Fr	10		Sa	10	
Mi	11	X	Sa	11	Ende VL Zeit	So	11	
Do	12	X	So	12	Prfg. Vorb.	Mo	12	
Fr	13		Mo	13		Di	13	
Sa	14		Di	14		Mi	14	
So	15	X	Mi	15		Do	15	
Mo	16	X	Do	16		Fr	16	
Di	17	X	Fr	17		Sa	17	
Mi	18	X	Sa	18		So	18	
Do	19	X	So	19	mdl. Prfg.	Mo	19	
Fr	20		Mo	20		Di	20	
Sa	21		Di	21		Mi	21	
So	22	X	Mi	22		Do	22	
Mo	23	X	Do	23		Fr	23	
Di	24	X	Fr	24		Sa	24	
Mi	25	X	Sa	25		So	25	
Do	26	X	So	26	X	Mo	26	
Fr	27		Mo	27	7. (1 Tag)	Di	27	
Sa	28		Di	28	8. (1 Tag)	Mi	28	
So	29	X	Mi	29	9. (4 Tage)	Do	29	
Mo	30	X				Fr	30	
Di	31	X				Sa	31	

Legende: X = Tag an dem nicht für die Semesterarbeit gearbeitet werden kann, VL = Vorlesungszeit, VL Wo. = Vorlesungswoche, X-Mas = Weihnachtsferien, Prfg. = Prüfung

23) Welche der folgenden Aussagen über die Semesterarbeit trifft bzw. treffen zu?
    I.   Richtig, am Sa. 10.12.
    II. Richtig, es ist zu beachten, dass die halbe Woche ab Di., dem 11. Oktober, und die halbe Woche ab Mo., den 5. März, als eine ganze Woche gezählt werden.

24) Welche Aussage über die Einbeziehung ihres Freundes trifft bzw. treffen zu?
    I.   Falsch, sie müssen ja in der ersten Hälfte einer Vorlesungswoche zu Lernveranstaltungen. Der beste Zeitpunkt ist während ihrer Lernphase und mündlichen Prüfungszeit (13. – 25. Feb.).
    II. Richtig, da bereits am 27. Feb. der Korrekturvorschlag ausgeführt werden muss.

25) Welche der folgenden Aussagen über die Termine mit ihrem Betreuer trifft bzw. treffen zu?
    I.   Richtig.
    II. Falsch, 28.2.

26) Welche der folgenden Aussagen über die Kooperation mit dem Betreuer trifft bzw. treffen zu?
    I.   Falsch.
    II. Falsch, da der Betreuer nur zwischen der 3. und 9. Vorlesungswoche erreichbar ist. Treffen wäre am Fr. 27.1.

27) Welche der folgenden Aussagen über die Auswirkungen unvorhergesehener Ereignisse trifft bzw. treffen zu?
    I.   Falsch. Wenn am Sa. 25.2. an der Semesterarbeit gearbeitet wird, kann der Freund keine 3 Tage mehr Korrektur lesen, sondern nur 1 Tag (Reservetag).
    II. Richtig, es werden folgende So. geopfert: 15.1., 22.1., 29.1. Es bleiben nun 2 Arbeitstage übrig, die zusammen 18 Stunden dauern. Wenn zusätzlich 2 Stunden pro Arbeitstag länger gearbeitet werden soll, würde das 9 Tage in Anspruch nehmen. (14., 20., 21., 27., 28.1., 3., 4., 10., 11.2.)

9.5.2. SZENARIO ZIMMERSUCHE EMS TEST INFO

Bei dieser Aufgabe ist es hilfreich, Dir die Zeitfenster auf einem Zeitstrahl zu verdeutlichen. Dadurch wird das Ablesen der Reihenfolge der Termine vereinfacht.

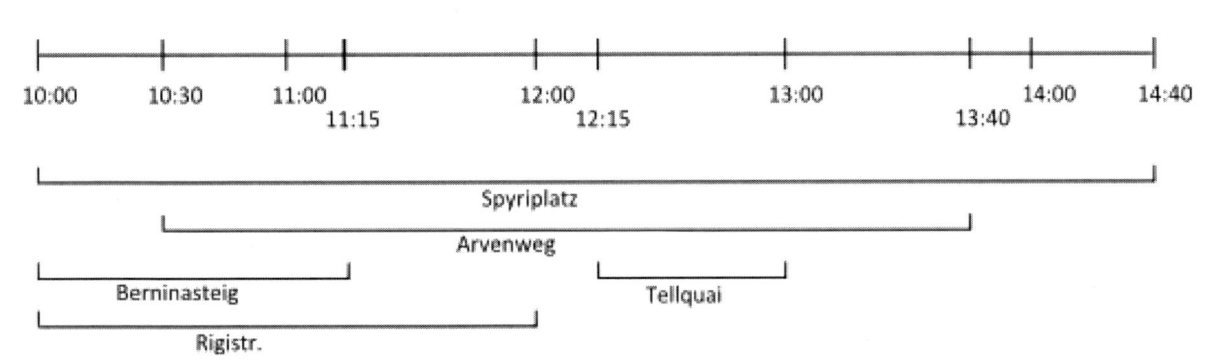

10:00 – 10:30 Berninasteig
+ 35 min

11:05 – 11:35 Rigistr.
+ 20 min

+20 min Pause
12:15 – 12:45 Tellquai
+ 25 min

13:10 – 13:40 Arvenweg
+ 15 min

13:55 – 14:25 Spyriplatz

28) Welche der folgenden Aussagen über die Besichtigungsreihenfolgen trifft bzw. treffen zu?
   I. Falsch, 5*4*3*2*1 = 120 Möglichkeiten die verschiedenen Besichtigungen in eine Reihenfolge zu bringen.
   II. Falsch, jede Kombination endet mit dem Spyriplatz.

29) Welche der folgenden Aussagen über den optimalen Ablaufplan für die Besichtigung trifft bzw. treffen zu?
   I. Falsch, Berninasteig.
   II. Richtig.

30) Angenommen – nur für diese Aufgabe –, Fr. Lörner hat sich für einen Ablaufplan entschieden, der den zeitlichen und räumlichen Vorgaben Rechnung trägt, und sie beginnt mit der ersten Besichtigung um 10:00 Uhr.
   I. Richtig. 10:00 – 10:50 Berninasteig → 11:25 – 11:55 Rigistr. → 12:15 – 12:45 Tellquai etc.
   II. Falsch, die Besichtigung am Spyriplatz würde dann bis 14:50 Uhr dauern.

31) Welcher der folgenden Aussagen über die Auswirkung veränderter Rahmenbedingungen trifft bzw. treffen zu?
   I. Richtig, Berninasteig → Arvenweg 10 min
      Arvenweg → Spyriplatz 15 min
      Spyriplatz → Tellquai 10 min
      Tellquai → Rigistr. (20 min)
   II. Falsch, Berninasteig → Rigistr. → Arvenweg → Spyriplatz dauert 1 h 20 min.

9.5.3. SZENARIO KONGRESSPLANUNG EMS TEST INFO

1. Schritt: Sortierung der Vorgaben nach Richtlinien

Thema X				Thema Y				Thema Z			
Name	20.10	21.10	Honorar	Name	20.10	21.10	Honorar	**Name**	**20.10**	**21.10**	**Honorar**
Aeberli	X	X	2000	Brett	X oder	X	---	Aeberli	X	X	2000
Brett	X oder	X	---	Dard		X	1000	Chemli	X	X	1500
Chemli	X	X	1500	Egli	X oder	X	2000	Dard		X	1000
Egli	X oder	X	2000	Fiala		X	1000	Fiala		X	1000
Glätti	X	X	1500	Glätti	X	X	1500	Hirzl	X		---
Hirzl	X		---	Jäger	X	X	2500	Jäger	X	X	2500
Jäger	X	X	2500	Kapp	X	X	750	Kapp	X	X	750

Legende
X: Referierender hat an diesem Tag Zeit. *Kursive* Namen: weiblich

2. Schritt: Berechnung der Kongresskosten

Thema X:
2x Kosten des 20.10 + 1x Kosten des 21.10. = 14500

Thema Y:
2x Kosten des 20.10 + 1x Kosten des 21.10. = **11500**

Thema Z:
2x Kosten des 20.10 + 1x Kosten des 21.10. = 13000

Wir entscheiden uns also für das Thema Y, da jenes das preiswertesten von allen ist.

32) Welche der folgenden Aussagen über den Referierenden-Pool trifft bzw. treffen zu?
   I. Falsch, Fr. Jäger beherrscht alle Themengebiete und kann an beiden Tagen.
   II. Richtig, für jeden Themenbereich gibt es 7 Referierende.

33) Welche der folgenden Aussagen zur Kongressplanung trifft bzw. treffen unter Beachtung aller Restriktionen zu?
   I. Falsch, Thema Y ist am billigsten.
   II. Richtig, da Hr. Hirzl nur am ersten Tag kann, er aber für den zweiten Tag zur Podiumsdiskussion benötigt wird.

34) Welche der folgenden Aussagen zu Themenbereich Y trifft bzw. treffen unter Beachtung aller Einschränkungen zu?
   I. Falsch, Fr. Jäger muss eingeplant werden, da sie zu den einzigen 3 Referierenden gehört, die an beiden Tagen Zeit hat und somit auch an der Podiumsdiskussion am 2. Tag teilnehmen kann.
   II. Falsch, es werden 3 weibliche und 3 männliche Referenten geladen.

35) Welche der folgenden Aussagen zu Themenbereich Z trifft bzw. treffen unter Beachtung aller Einschränkungen zu?
   I. Richtig. Hr. Kapp muss am 20.10. kommen, da er von den 4 Referenten, die für beide Tage zur Auswahl stehen, der billigere ist. Die Billigeren müssen, um den Gesamtpreis niedrig zu halten, an beiden Tagen kommen.
   II. Falsch.

36) Welche der folgenden Aussagen zu Themenbereich X trifft bzw. treffen unter Beachtung aller Einschränkungen zu?
   I. Richtig. Es müssen die Billigsten gewählt werden.
   II. Richtig.

37) Angenommen - nur für diese Aufgabe - die Einschränkungen, dass auch die Vortragenden des ersten Tages an der Podiumsdiskussion teilnehmen sollen, fällt weg. Welche der folgenden Aussagen trifft bzw. treffen unter Beachtung aller Einschränkungen zu?
   I. Richtig. Jetzt würde man Hirzl, der nur am 20.10. Zeit hat, als billigeren Referenten einplanen und Jäger ausladen.
   II. Richtig. Auch hier wird nun Hirzl anstatt Jäger eingeplant. Nach der Berechnung aller Honorare für einen Tag, kommt man auf 7000 Fr. Das ist weniger als die Hälfte (7250 Fr.) der bisherigen Kongresskosten für Thema X.

38) Angenommen - nur für diese eine Aufgabe - die Festlegung auf einen Themenbereich fällt weg; es können also Themen aus allen drei Bereichen einbezogen werden.
   I. Richtig. Man wählt die drei billigsten Referenten die an 2 Tagen Zeit haben: Chemli, Glätti und Kapp. Die Summe der Honorare für beide Tage ergibt: 7500 Fr.
   II. Falsch. Wenn Kapp absagt, sind die 3 billigsten Referenten, die an zwei Tagen Zeit haben, Aeberli, Chemli und Glätti. Die 3 nächst billigeren sind: Berttschneider, Dardenne und Fiala. Die Auswahl entspricht nicht der Auswahl für das Thema X.

9.5.3. SZENARIO KONGRESSPLANUNG EMS TEST INFO

Du erstellst einen Wochenplan für 6 Tage, der dann in Phase 1 2x wiederholt und in Phase 2 3x wiederholt wird. Die einzelnen Tage sind wie Bausteine, die miteinander verschoben werden können. D.h. es gibt keine Reihenfolge der Tage. Du versuchst also 6 Bausteine zu basteln, die in Phase 1 pro Tag 1,5 h dauern und in Phase 2 2 h. In Phase 1 können nur Schlauchfiguren und Muster zuordnen miteinander vertauscht werden, alle anderen Untertests sind fix. In Phase 2 sind alle Untertests fix und können nicht variiert werden.

	Tag 1		Tag 2		Tag 3		Tag 4		Tag 5		Tag 6	
Phase 1 (1,5h/Tag)	Fig/Fak	30	Text	30	Fig/Fak	30	Quant	30	Text	30	Konz	20
	GV	50	Quant	30	Tab Konz	50	P&O	30	Quant	30	P&O	30
	Konz	10	Konz	10		10	Konz	10	Konz	10	SF Muster	20
			SF bzw. Muster	20			SF bzw. Muster	20	SF bzw. Muster	20		20
Phase 2 (2h/Tag)	Fig/Fak	30	Text	30	Fig/Fak	30	Fig/Fak	30	Text	30	Konz	20
	GV	50	Quant	30	GV	50	Tab	50	Quant	30	Tab	50
	Konz	10	Konz	10	Konz	10	Konz	10	Konz	10	SF	20
	Quant	30	SF	20	P&O	30	P&O	30	SF	20	Muster	30
			Muster	30					Muster	30		

Fig/Fak = Figuren/Fakten lernen
GV = med. naturw. Grundverständnis
Konz = Konzentrationstest

SF = Schlauchfiguren
Muster = Muster zuordnen
Text = Textverständnis

P&O = Planen und Organisieren
Quant = quantitative und formale Probleme
Tab = Tabellen und Diagramme

2012

		März			April			Mai
Do	1		So	1		Di	1	
Fr	2		Mo	2		Mi	2	
Sa	3		Di	3		Do	3	
So	4		Mi	4		Fr	4	
Mo	5		Do	5		Sa	5	
Di	6		Fr	6		So	6	
Mi	7		Sa	7		Mo	7	*Matura schr.*
Do	8		So	8		Di	8	*Matura schr.*
Fr	9		Mo	9		Mi	9	*Matura schr.*
Sa	10	*Recherche (5 Tage)*	Di	10		Do	10	*Lernbeginn Mat. mdl.*
So	11		Mi	11		Fr	11	
Mo	12		Do	12		Sa	12	
Di	13		Fr	13		So	13	
Mi	14		Sa	14		Mo	14	
Do	15		So	15		Di	15	
Fr	16	*Kopieren*	Mo	16		Mi	16	
Sa	17	*1. Wo. Phase 1*	Di	17		Do	17	
So	18		Mi	18		Fr	18	
Mo	19		Do	19		Sa	19	
Di	20		Fr	20		So	20	
Mi	21		Sa	21		Mo	21	
Do	22		So	22		Di	22	
Fr	23		Mo	23		Mi	23	
Sa	24	*Lernbeginn Mat. schr.*	Di	24		Do	24	
So	25		Mi	25		Fr	25	
Mo	26		Do	26		Sa	26	Pfingsten
Di	27		Fr	27		So	27	
Mi	28		Sa	28		Mo	28	
Do	29		So	29		Di	29	
Fr	30		Mo	30		Mi	30	
Sa	31	Osterferien				Do	31	

		Juni			Juli
Fr	1		So	1	
Sa	2		Mo	2	
So	3		Di	3	
Mo	4	*Matura mdl.*	Mi	4	Reservetag
Di	5	*2. Wo. Phase 1*	Do	5	Frei
Mi	6		Fr	6	EMS TEST
Do	7		Sa	7	
Fr	8		So	8	
Sa	9		Mo	9	
So	10		Di	10	
Mo	11		Mi	11	
Di	12	*1. Wo. Phase 2*	Do	12	
Mi	13	**beste Freundin*	Fr	13	
Do	14		Sa	14	
Fr	15		So	15	
Sa	16		Mo	16	
So	17		Di	17	
Mo	18		Mi	18	
Di	19		Do	19	
Mi	20	*2. Wo. Phase 2*	Fr	20	
Do	21		Sa	21	
Fr	22		So	22	
Sa	23		Mo	23	
So	24		Di	24	
Mo	25		Mi	25	
Di	26		Do	26	
Mi	27	*3. Wo. Phase 2*	Fr	27	
Do	28		Sa	28	
Fr	29		So	29	
Sa	30		Mo	30	
			Di	31	

2) Welche der folgenden Aussagen trifft bzw. treffen zu?
   I. Falsch. 6 Tage * 2 = 12 Tage á 1,5 h plus 6 Tage *3 á 2 h. Insgesamt: 54 h. (Die Empfehlung von Wikipedia liegt bei 30 – 35 h)

5) Welche der folgenden Aussagen über die Auswirkungen unvorhergesehener Ereignisse trifft bzw. treffen zu?
   I. Richtig. Sie muss 4 Tage nachholen. Ihr stehen dafür 2 Sonntage und der Reservetag zur Verfügung. Da sie an den Sonntagen jeweils 3 h arbeitet, kann sie einen ganzen Tag und 1 h eines anderen Tages nachholen. Da sich in oben gezeigter Lösung Tag 2, Tag 5 und Tag 6 in 2 x 1 h zerlegen lassen, (Text+Quant, Konz+SF+Muster; Konz+SF+Muster, Tab+Auswertung) kann sie diese Tage aufsplitten.
   II. Richtig. Sie braucht demnach für die EMS Vorbereitung 48 Lerntage + 5 Tage Recherche + 1 Tag Kopieren = 54 Tage. Durch Abzählen der Tage bei Verkürzung der Maturavorbereitung auf jeweils 6 Tage, kommt man auf Do. den 12.4.12, an dem sie mit der Recherche beginnen muss.

9.5.5. SZENARIO INGE KOSCHMIDDER

Wie bei dem Szenario Zimmersuche ist es auch hier hilfreich, Dir die Zeitfenster der Erledigungen grafisch darzustellen.

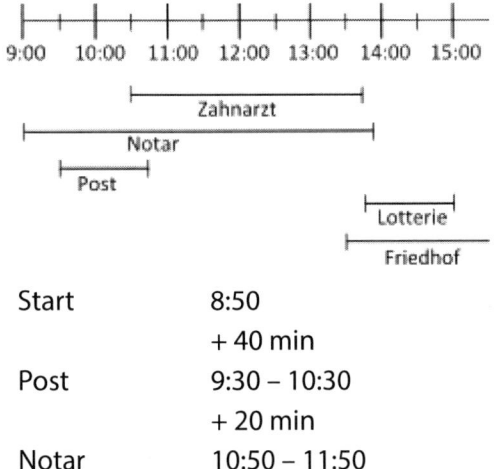

Start	8:50
	+ 40 min
Post	9:30 – 10:30
	+ 20 min
Notar	10:50 – 11:50
	+ 40 min
Zahnarzt	12:30 – 13:30
	+30 min
Lotterie	14:00 – 15:00
	+10 min
Friedhof	15:10 – 16:10
	+30 min
Zuhause	16:40
Dauer gesamt	7 h 50 min

6) Welche Aussage zu den folgenden Aussagen über die Reihenfolge der Erledigungen trifft bzw. treffen zu?
   I. Falsch, 5*4*3*2*1 = 120
   II. Falsch, Friedhof.

7) Welche Aussage zu den folgenden Aussagen über die Reihenfolge der Erledigungen trifft bzw. treffen zu?
   I. Richtig, erste Erledigung kann nur die Post sein, weil die ja bereits um 10:45 wieder schließt.
   II. Falsch, der letzte Termin ist zwar Friedhof 15:10 – 16:10, aber weil sie zusätzlich 40 min Anfahrt hat, ist sie erst nach 7 h 50 min wieder daheim.

8) Wenn man annimmt – nur für diese Aufgabe -, dass sie den optimalen Ablaufplan gewählt hat und die erste Erledigung um 9:30 Uhr beginnt, welche der folgenden Aussagen über die Auswirkung von Verzögerungen trifft bzw. treffen zu?
   I. Falsch, da es bei der Lotterie zu lange dauern würde.

Post	9:30 – 10:40
	+20 min
Notar	11:00 – 12:00
	+40 min
Zahnarzt	12:40 – 13:40
	+30 min
Lotterie	14:10 – *15:10*

   II. Richtig, alle Vorgaben können eingehalten werden.

Post	9:30 – 10:30
	+20 min
Notar	10:50 – *11:55*
	+40 min
Zahnarzt	12:35 – 13:35
	+30 min
Lotterie	14:05 – 14:50
	+10 min
Friedhof	15:00 – 16:00
	+30 min
Zuhause	16:30

9) Welche Aussagen über die Auswirkung veränderter Rahmenbedingungen trifft bzw. treffen zu?
   I. Falsch, richtig wäre 20 min.

Notar –Lotterie	5 min
Lotterie – Post	10 min
Post – Zahnarzt	5 min
Zahnarzt – Friedhof	10 min

II. Richtig.

Start	8:50
	+ 40 min
Post	9:30 – 10:30
	+ 20 min
Notar	10:50 – 11:50
	+ 40 min
Zahnarzt	12:30 – 13:30
	+10 min
Friedhof	13:40 – 14:40
	+30 min
Zuhause	15:10

Weg Dauer: 20 min + 40 min +10 min + (40 min Anfahrt + 30 min Heimfahrt) = 140 min = 2 h 20 min

10) Überprüfen Sie folgende Aussagen: Angenommen die Lotterie öffnet bereits um 13:20 Uhr ihre Türen…

I. Falsch, da in der Post nur 1 h 15 min zur Verfügung stehen → Verschiebung nach hinten maximal um 15 min möglich.

II. Richtig, da sich eine neue Reihenfolge ergeben würde (Zahnarzt und Notar sind vertauscht).

Post	9:30 – 10:30
	+5 min
Zahnarzt	10:35 – 11:35
	+ 40 min
Notar	12:15 – 13:15
	+ 5 min
Lotterie	13:20 – 14:20
	+10 min
Friedhof	14:30 – 15:30
	+30 min
Zuhause	16:00

TIPP! Die Antworten zu den restlichen Aufgaben findest du am Ende des Buches unter Lösungen.

UNTERTEST
MUSTER
ZUORDNEN

10. UNTERTEST MUSTER ZUORDNEN

10.1. ALLGEMEINES UND AUFBAU

Im EMS Schweiz 2012 schnitten die AbsolventInnen in diesem Untertest mit einem Mittelwert von 14,57 Punkten ab. Das entspricht dem zweitbesten Punktewert nach dem Untertest Figuren lernen, in dem ein Mittelwert von 15,23 Punkten erreicht wurde (Hänsgen & Spicher, 2012, S. 48). Dieser Untertest ist also de facto gut trainierbar und man kann hier viele Punkte abholen. Damit gehört dieser Subtest mit den anderen vier Subtests (Konzentriertes und sorgfältiges Arbeiten, Schlauchfiguren, Figuren lernen, Fakten lernen) zum Übungsschwerpunkt für die Vorbereitung und sollte fleißigst geübt werden.

Es wird bei diesem Untertest pro Aufgabe immer ein Muster gezeigt, das mit fünf ähnlichen Bildausschnitten abgebildet ist. Es gilt den Bildausschnitt zu erkennen, der mit dem Muster übereinstimmt. Im EMS werden 20 Aufgaben in 18 Minuten gestellt, woraus sich eine Bearbeitungszeit von etwas weniger als einer Minute pro Aufgabe ergibt. Im TMS werden 24 Aufgaben in einer Bearbeitungszeit von 22 Minuten gestellt. Die Bearbeitungszeit pro Aufgabe ist demnach im TMS und EMS in etwa gleich. Auch in diesem Untertest sind die Muster nach empirisch ermittelter Schwierigkeit gestaffelt.

Und warum das Ganze? In den Aufgaben soll die „Fähigkeit geprüft [werden] Ausschnitte in einem komplexen Bild wiederzuerkennen."

„Dazu werden pro Aufgabe ein „Muster" und je fünf „Musterausschnitte" (A) bis (E) vorgegeben. Sie sollen herausfinden, welcher dieser fünf „Musterausschnitte" an irgendeiner beliebigen Stelle deckungsgleich und vollständig auf das „Muster" gelegt werden kann; die „Musterausschnitte" sind weder vergrößert oder verkleinert noch gedreht oder gekippt." (Institut für Test- und Begabungsforschung, TMS II, 1995, S. S. 8)

Beispielaufgabe 1

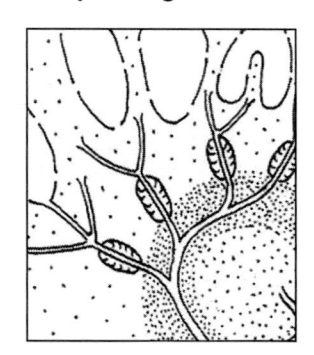

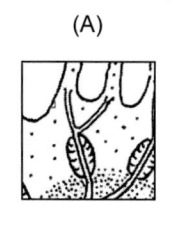

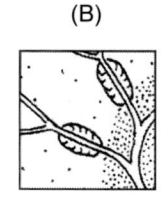

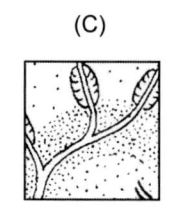

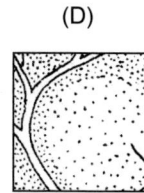

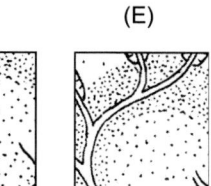

10.2. BEARBEITUNGSSTRATEGIE

Die **Grundstrategie** dieser Aufgabe ist es allerdings nicht, den richtigen, deckungsgleichen Ausschnitt zu finden, sondern die **vier falschen zu identifizieren**. Das hat den Grund, dass Fehler zu finden viel einfacher ist, als ein Bild auf die genaue Deckungsgleichheit hin zu überprüfen. Du suchst also so lange Fehler in den Musterausschnitten, bis Du mit Sicherheit vier der fünf Musterausschnitte als die Falschen entlarven konntest. Erst dann gehst Du zur nächsten Aufgabe weiter.

Dabei geht es bei Muster zuordnen **nicht** darum, die genaue Anzahl von **Pünktchen abzuzählen** und zum Original zu vergleichen. Nein, es geht um markante Strukturen, die entweder hinzugefügt oder entfernt wurden. Auch bei Aufgaben mit höherem Schwierigkeitsgrad sind die Fehler im Bild ganz eindeutige Unterschiede zum Original und nicht die unterschiedliche Anzahl an kleinen Punkten.

Wichtig ist, dass Du die **Reihenfolge der Aufgaben beachtest**. Aufgrund der Staffelung nach Schwierigkeit, solltest Du bei den ersten Aufgaben sichere Punkte holen und nicht hektisch auf Zeit arbeiten. Bei den Aufgaben mit niedrigem Schwierigkeitsgrad werden gerne mehrere Fehler pro Bild versteckt, was das Suchen nach den falschen natürlich vereinfacht. Diese ersten Aufgaben müssen mit Sicherheit richtig gelöst werden.

10.2.1. WO WERDEN IN DER REGEL DIE FEHLER VERSTECKT?

Es können ähnliche, erfundene Strukturen hinzugefügt oder Bilddetails weggelassen worden sein.
- ✓ Oft finden sich die fehlenden/ergänzten Strukturen im **Randbereich.**
- ✓ Bei einer **markanten Struktur** im Muster befinden sich oft Fehler bei genau bei dieser markanten Struktur in den Musterausschnitten.
- ✓ Oft wird der Musterausschnitt am Rand weiter als das Original gezeichnet.
- ✓ Teilweise werden **ähnliche Bilder** als Musterausschnitte dargestellt, die es so im Muster nicht gibt.

Beispielaufgabe 2

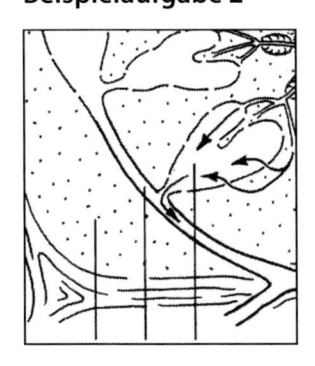

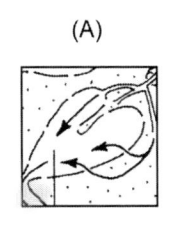

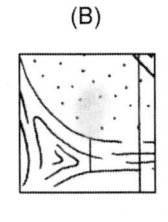

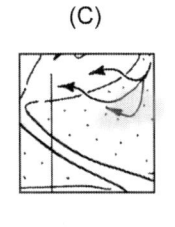

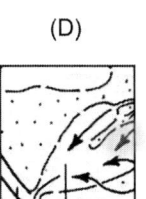

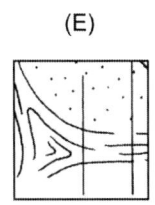

10.2.2. WAS FÄLLT SONST NOCH AUF?

- ✓ In fast jeder 2ten Aufgabe werden ähnliche oder sogar identische Bildausschnitte dargestellt. Manchmal sogar 2 x 2 ähnliche oder identische Bildausschnitte. Im oben gezeigten Bsp. (A) und (D), sowie (B) und (E).
- ✓ Die **Fehler sind eindeutig** und lassen keinen Zweifel daran, dass es Fehler sind. Kleine Pünktchen oder andere Kopierfehler sind demnach keine Fehler.

10.2.3. WIE KÖNNTE ALSO DIE LÖSUNGSSTRATEGIE AUSSEHEN?

1. Die **markante Struktur** des Musters erfassen: Das können z.B. dicke schwarze Punkte, nahe beieinander liegende Linien, eine Ansammlung von Pfeilen oder ähnliches sein.
2. **Überfliegen** der Musterausschnitte nach dieser Struktur und Suche nach Fehlern. Du kannst mit dem leichtesten Ausschnitt, der am wenigsten Bilddetails bietet, beginnen.
3. **Ähnliche Musterausschnitte miteinander vergleichen**: Es ist oft leichter, nicht jedes Bild zum Original zu vergleichen, sondern ähnliche Musterausschnitte untereinander. Dadurch stechen Fehler viel schneller ins Auge.
4. **Abrastern**: Bleiben nur noch zwei Ausschnitte übrig, suchst Du Dir den Ausschnitt mit den wenigsten Informationen aus und vergleichst diesen zum Original. Aber: Auch hier solltest Du keine Pünktchen abzählen, sondern vorerst die auffälligen Strukturen des Bildes zum Original vergleichen.

TIPP! Zur Vereinfachung des Vergleichens zum Original, hilft es **zwei gespitzte Bleistifte** zu verwenden. Mit der einen Bleistiftspitze markierst Du den Punkt der untersuchten Struktur im Original und mit der zweiten Bleistiftspitze die untersuchte Struktur im Musterausschnitt.

TIPP! Wenn ein Fehler gefunden wurde, muss dieser **Musterausschnitt fett ausgestrichen** werden. Macht man das nicht, tendiert man dazu diesen Ausschnitt wieder und wieder anzuschauen.

In Medias Res! Im Folgenden soll die Strategie an Beispielaufgaben eingeübt werden:

Beispielaufgabe 3

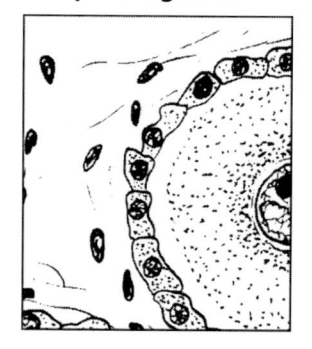

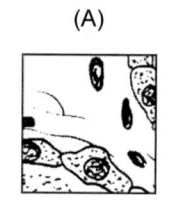

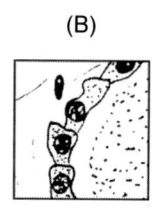

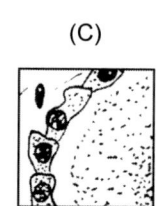

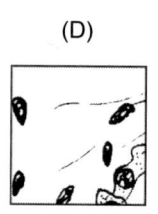

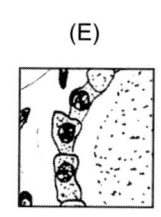

Wir suchen also vier „schwarze Schafe" unter den fünf Ausschnitten. Dazu gehst Du am besten folgendermaßen vor: Als **ersten Schritt** versuchst Du eine „Leitstruktur im Muster" zu erkennen. In diesem Fall würden sich die schwarzen Zellkerne und die ringartige Struktur anbieten. Der **zweite Schritt** wäre nun, die Ausschnitte nach der markanten Struktur zu überfliegen und Dich auf diese zu konzentrieren. D.h. Du beginnst mit Ausschnitt (B), (C) und (E). Von Vorteil wäre, wenn sich diese drei Ausschnitte untereinander ähneln und Du sie somit **gegeneinander vergleichen** kannst. Vergleichst Du Ausschnitt (B) mit (E), dann fällt auf, dass im Ausschnitt (B) ein schwarzer Zellkern auf 9 Uhr fehlt. Bei (E) fällt auf, dass die oberste Zelle einen Extra-Teilungsstrich aufweist. D.h. diese Ausschnitte werden **fett durchgestrichen**, damit Du sie Dir nicht ausversehen noch einmal ansiehst. In (C) fällt vorerst nichts auf, weswegen Du Dir nun die anderen beiden Ausschnitte vorknöpfst. Auch bei diesen Ausschnitten konzentrierst Du Dich v.a. auf die markanten Strukturen, d.h. die Zellkerne und nicht die kleinen Pünktchen drum herum. Betrachtet man (A), dann fällt auf, dass das Bild nach unten weiter gezeichnet wurde. Durchstreichen! Bei (D) fällt auf, dass der schwarze Zellkern auf 7 Uhr zu weit innen steht. Die Lösung ist somit (C).

Beispielaufgabe 4

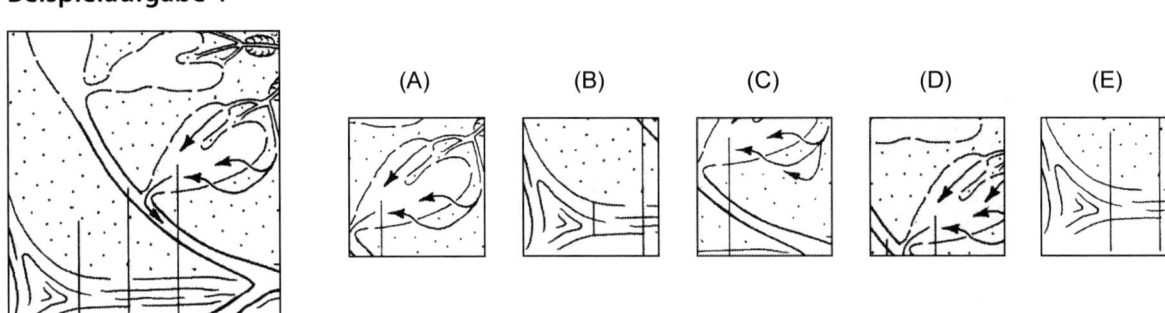

Wir fangen wieder mit **Schritt eins** an und suchen die **Leitstruktur**. In diesem Fall lachen Dich die vier Pfeile an, die Du in Abschnitt (A), (C) und (D) wiederfinden kannst. Dankbarerweise lassen sich wieder die **ähnlichen Abschnitte** (A), (C) und (D) sowie (B) und (E) gegeneinander vergleichen. Vergleichst Du (A) mit (D) und konzentrierst Dich auf die Pfeile, so fällt auf, dass bei (D) ein vierter Pfeil hinzugefügt wurde und bei (A) der Pfeil am linken unteren Bildrand fehlt. Vergleichst Du (A) und (C) miteinander, so fällt wieder auf, dass bei (C) am rechten oberen Bildrand ein weiterer Pfeil hinein gemogelt wurde. Du **streichst also Bildausschnitt** (A), (C) und (D) weg. Vergleichst Du Ausschnitt (B) und (E), so springt Dir der fehlende durchgezogene vertikale Strich in der Mitte des Bildes ins Auge. Damit ist die Lösung Musterausschnitt (E).

Beispielaufgabe 5

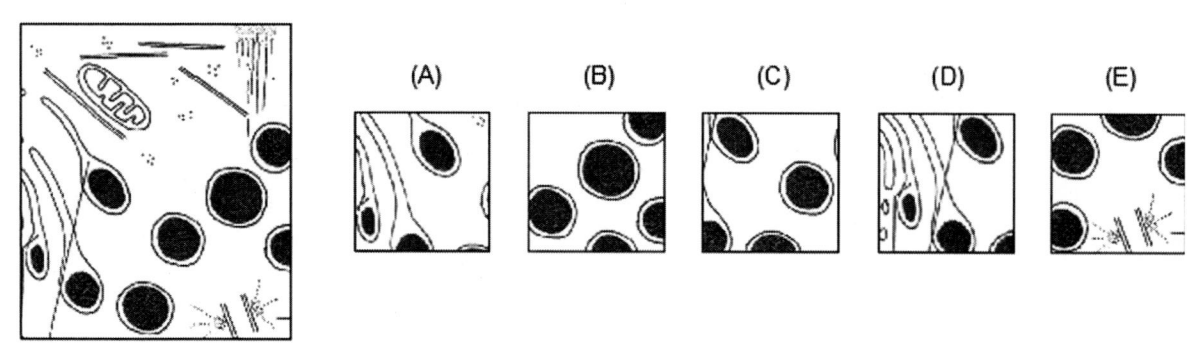

Erster Schritt: **Leitstruktur** suchen. Hier fallen die großen schwarzen Kugeln auf, bei denen sich der ein oder andere Fehler verstecken könnte. Als zweiten Schritt suchst Du wieder nach **ähnlichen Bildausschnitten**, die Dir das Vergleichen vereinfachen. (A) und (D) sind ähnlich, die restlichen drei Bildausschnitte verschieden. Es fällt auf, dass bei (A) der schräge Strich fehlt und bei (D) der Ausschnitt nach links weitergezeichnet wurde. Diese beiden Ausschnitte werden also sofort **weggestrichen**. Bei den verbleibenden drei konzentrierst Du Dich wieder auf die Leitstruktur. Bei (B) fällt auf, dass eine schwarze Kugel im Bild auf 6 Uhr hinzugefügt wurde, bei (C) fällt vorerst nichts auf, bei (E) fällt auf, dass die schwarze Kugel unten links im Bild zu nah am Spindelkörperchen steht. Damit ist der gesuchte Ausschnitt (C).

Beispielaufgabe 6

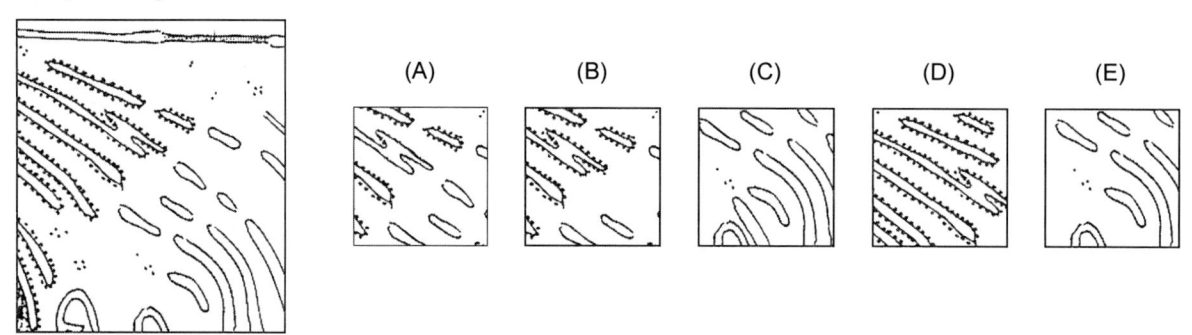

In diesem Bild könnten die **Leitstruktur** die Würste mit und ohne Pickel sein. Im Vergleich der Ausschnitte fällt auf, dass (A), (B) und (D) sowie (C) und (E) **ähnliche Ausschnitte** abbilden. Bei (A) fällt direkt auf, dass eine der Würste rasiert wurde. Im Vergleich zu (B) sticht eine freie Fläche mittig im Bild ins Auge, die es im Original nicht gibt, und bei (D) hat sich eine kleine picklige Wurst in den rechten oberen Rand geschummelt. Vergleichst Du nun noch (C) und (E), sticht eine hinzugefügte Struktur bei (C) im unteren Teil des Bildes hervor. Die Lösung ist demnach (E).

10.3. TRAININGSPENSUM UND ANLEITUNG

Der Test gehört zu den fünf gut trainierbaren Untertests, weswegen in der Vorbereitung hier ein Schwerpunkt gesetzt werden sollte. In diesem Untertest sind gut und gerne für Austrainierte 18 bis 20 Punkte im EMS bzw. TMS möglich. Es lohnt sich, für diesen Untertest Zeit aufzuwenden und die Bearbeitungsstrategie gut einzutrainieren. Daher empfiehlt es sich, 2-3 mal pro Woche 30 Minuten zu üben. Erst ohne Zeitbegrenzung, um die Aufgaben kennen zu lernen, dann mit Zeitbegrenzung, damit Du Dir nicht zu lange Zeit für jede Aufgabe lässt. Beim Üben solltest Du die einzelnen Musterausschnitte nicht ausstreichen, sondern nur mit Bleistift die Buchstaben darüber. Im realen Test solltest Du dann selbstverständlich die Musterausschnitte ausstreichen. Bevor Du mit dem Üben beginnst, ist es auch hier empfehlenswert vor der Bearbeitung das Übungsmaterial zuerst mehrfach zu kopieren. Die einzelnen Aufgaben können auf jeden Fall öfters durchgearbeitet werden. Du solltest jedoch dazwischen eine ausreichend erinnerungszertrümmernde Pause von mehreren Tagen einhalten.

Von der oft geäußerten Idee, einen präparierten Radiergummi zur leichteren Überprüfung der Musterausschnitte zu verwenden, aus dem ein viereckiges Loch von 2 x 2 cm ausgestanzt wurde, ist eher abzuraten. Das könnte zur Disqualifizierung und dem Ausschluss vom Test führen.

> **Merkbox**
> ✓ Nicht hudeln, sondern sichere Punkte machen! V.a. bei den einfachen Aufgaben.
> ✓ Reihenfolge der Aufgaben beachten und keine Aufgaben überspringen.
> ✓ Keine Pünktchen zählen, sondern nach markanten Fehlern suchen.
> ✓ Systematisch mit der Bearbeitungsstrategie arbeiten.

10.4. ÜBUNGSAUFGABEN

Anzahl der Aufgaben: 20
Bearbeitungszeit: 18 Min.

Aufgabe Nr. 1

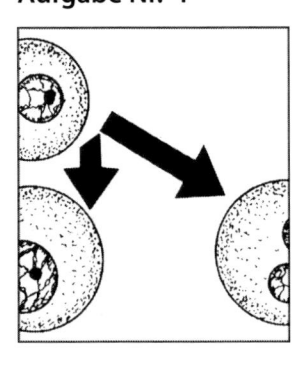

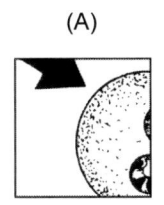

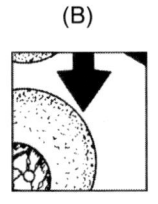

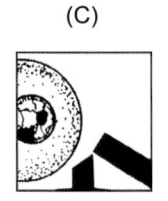

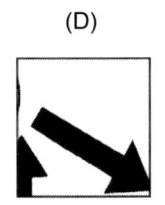

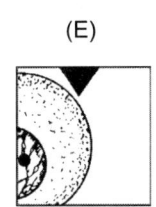

Aufgabe Nr. 2

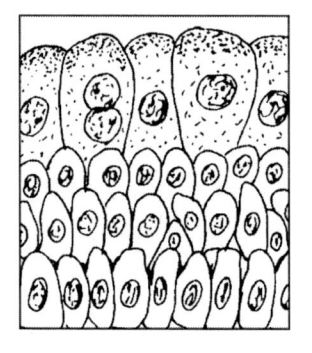

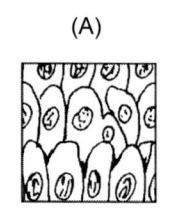

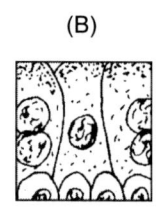

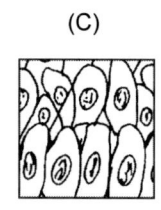

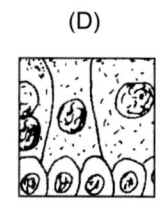

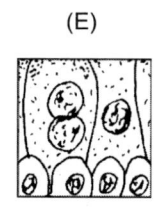

(A) (B) (C) (D) (E)

Aufgabe Nr. 3

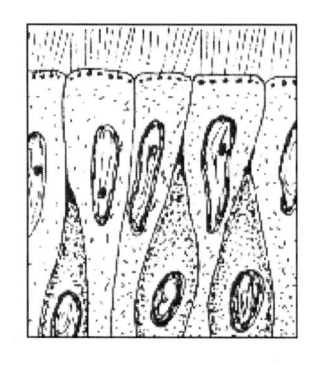

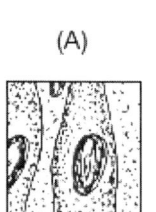

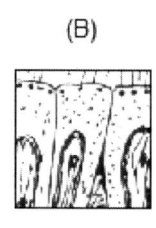

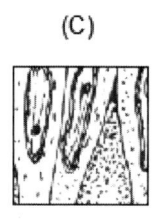

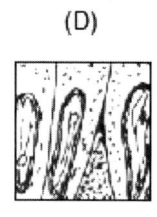

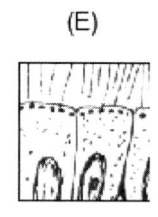

(A) (B) (C) (D) (E)

Aufgabe Nr. 4

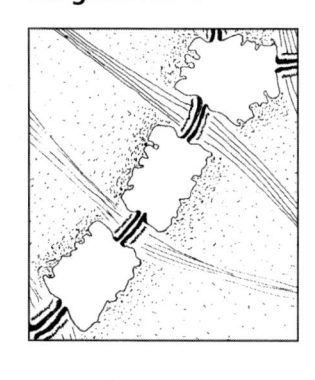

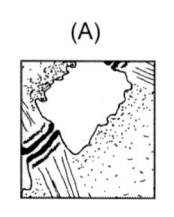

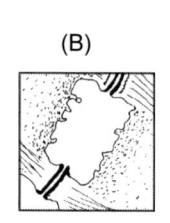

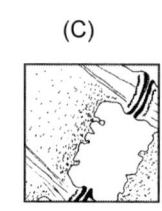

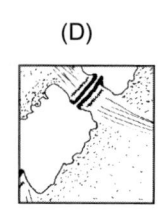

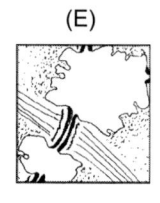

(A) (B) (C) (D) (E)

Aufgabe Nr. 5

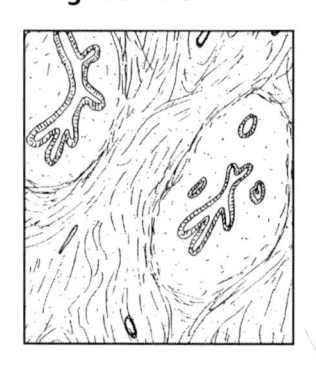

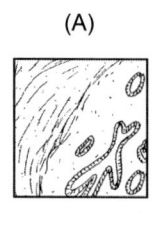

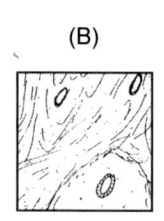

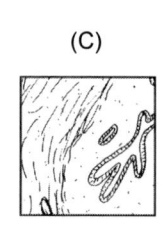

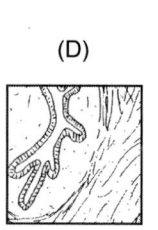

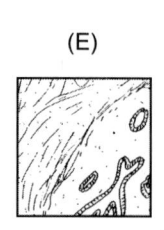

(A) (B) (C) (D) (E)

Aufgabe Nr. 6

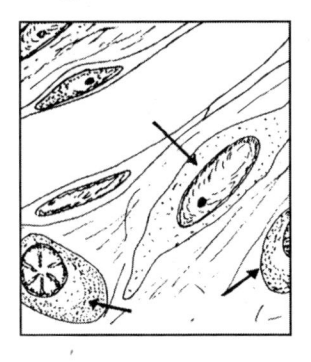

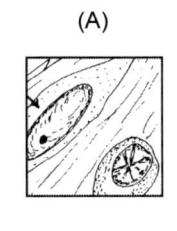

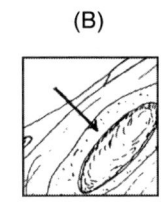

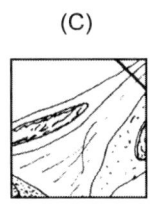

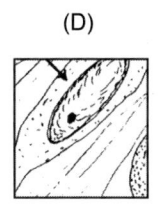

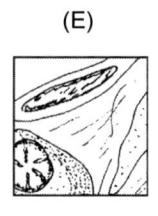

(A) (B) (C) (D) (E)

Aufgabe Nr. 7

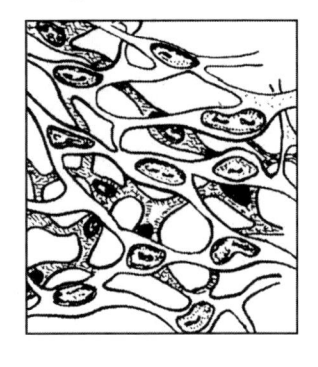

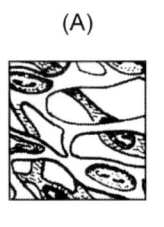

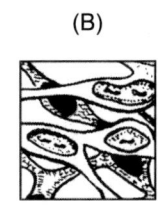

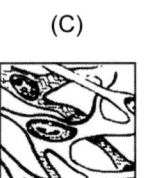

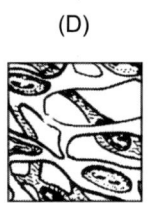

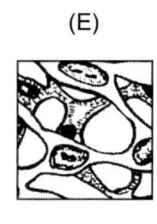

(A) (B) (C) (D) (E)

Aufgabe Nr. 8

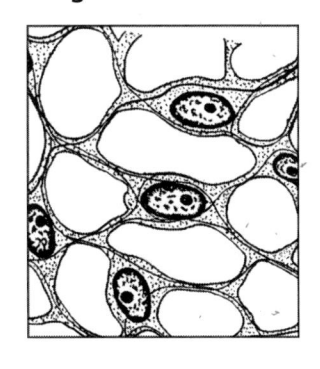

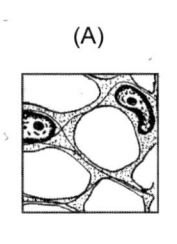

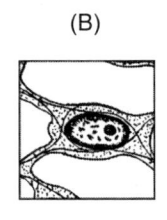

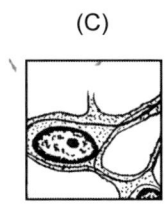

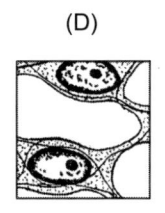

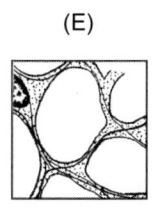

(A) (B) (C) (D) (E)

Aufgabe Nr. 9

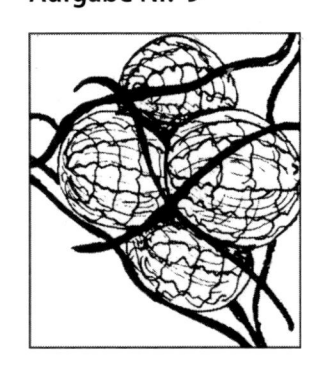

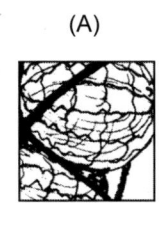

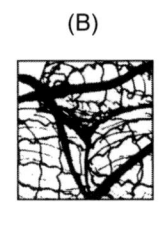

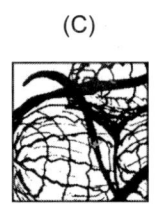

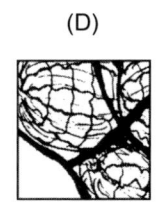

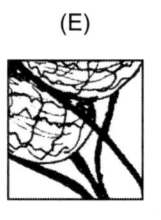

(A) (B) (C) (D) (E)

Aufgabe Nr. 10

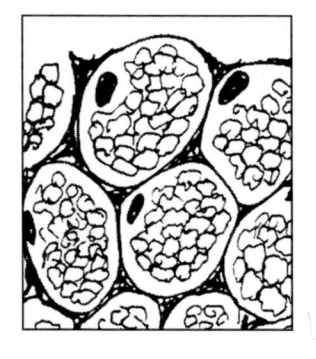

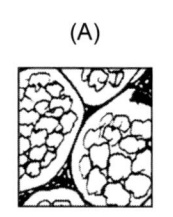

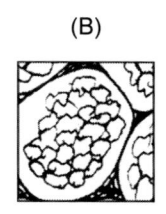

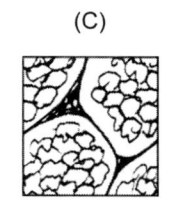

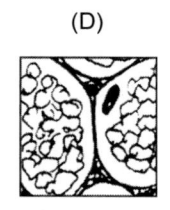

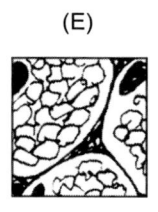

(A) (B) (C) (D) (E)

Aufgabe Nr. 11

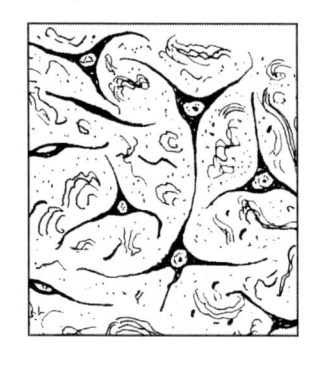

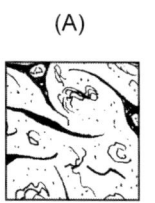

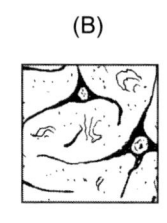

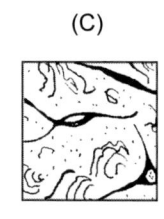

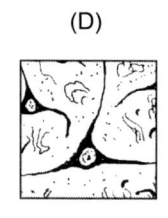

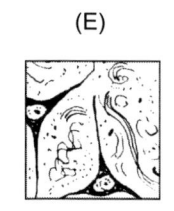

(A) (B) (C) (D) (E)

Aufgabe Nr. 12

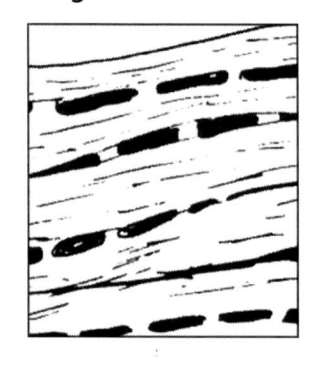

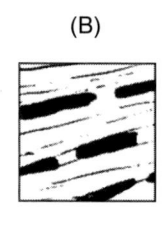

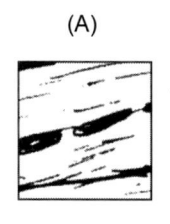

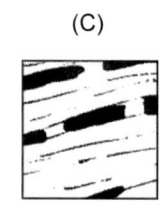

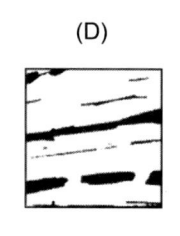

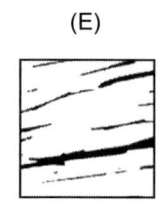

(A) (B) (C) (D) (E)

Aufgabe Nr. 13

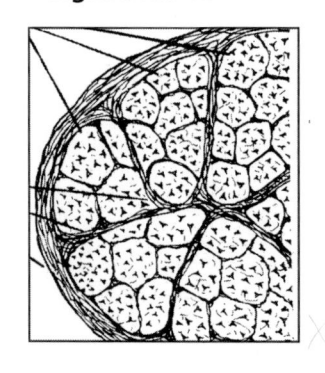

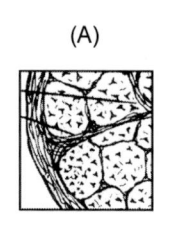

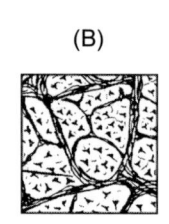

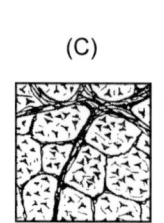

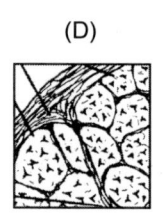

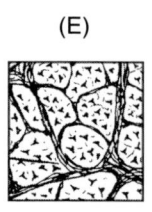

(A) (B) (C) (D) (E)

Aufgabe Nr. 14

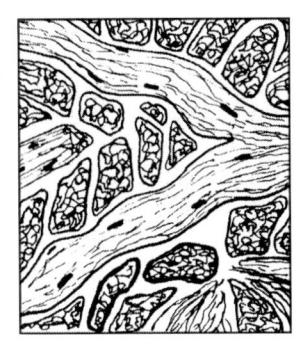

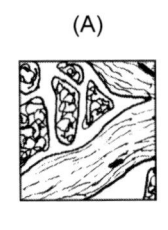

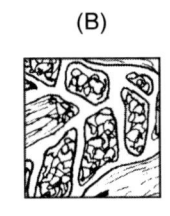

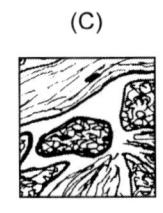

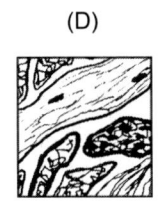

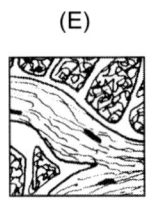

(A) (B) (C) (D) (E)

Aufgabe Nr. 15

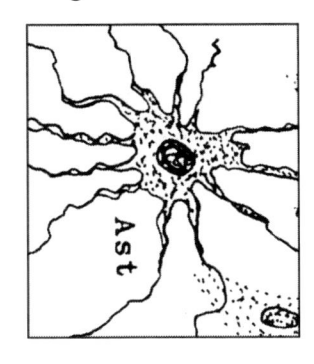

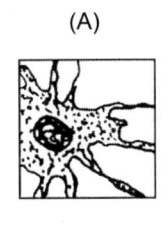

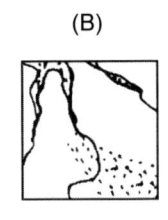

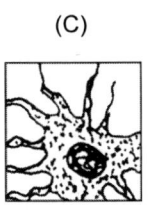

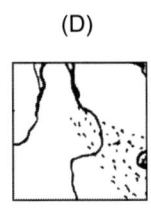

(A) (B) (C) (D) (E)

Aufgabe Nr. 16

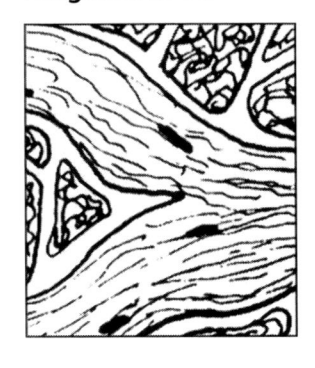

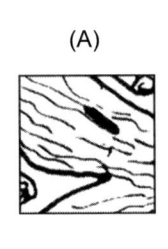

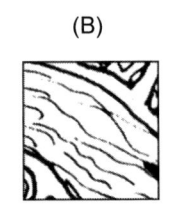

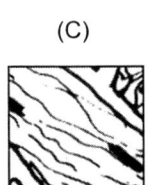

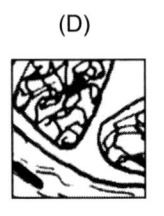

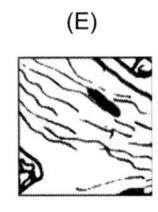

(A) (B) (C) (D) (E)

Aufgabe Nr. 17

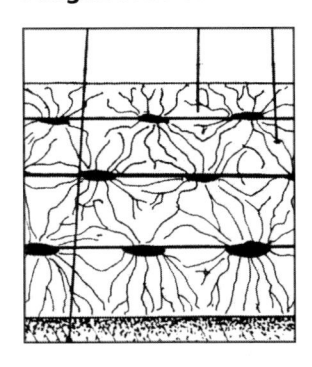

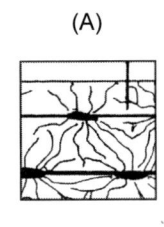

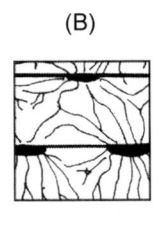

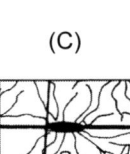

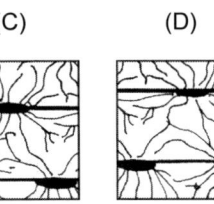

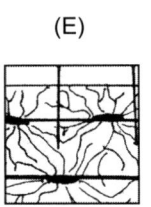

(A) (B) (C) (D) (E)

Aufgabe Nr. 18

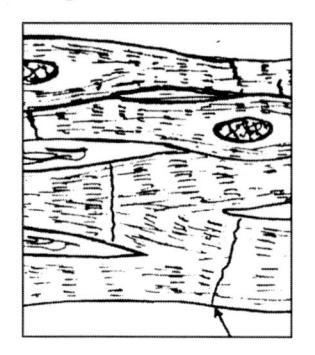

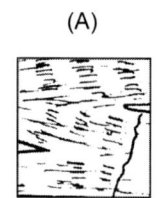

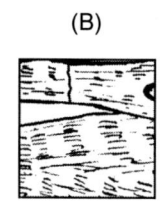

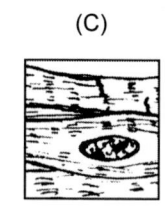

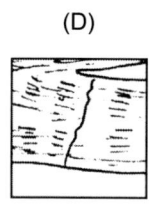

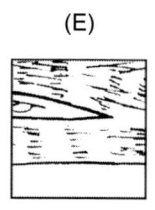

(A) (B) (C) (D) (E)

Aufgabe Nr. 19

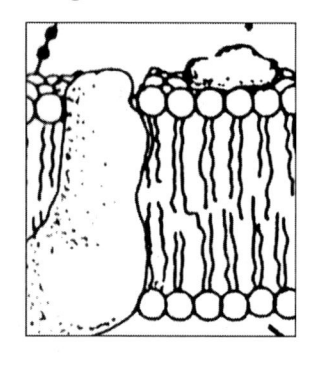

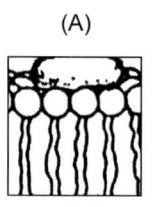

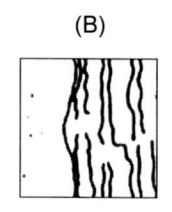

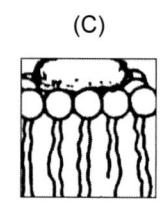

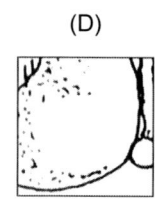

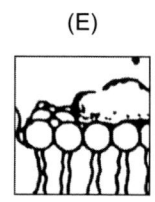

(A) (B) (C) (D) (E)

Aufgabe Nr. 20

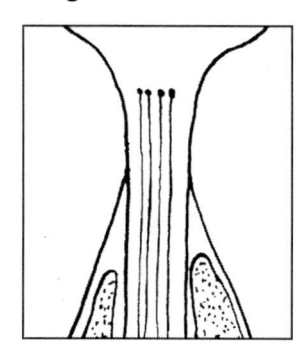

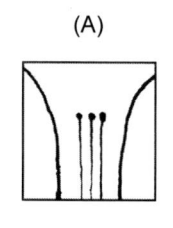

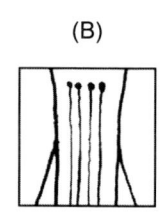

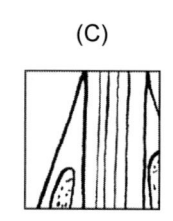

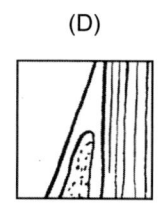

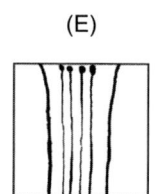

(A) (B) (C) (D) (E)

UNTERTEST
SCHLAUCHFIGUREN

11. UNTERTEST SCHLAUCHFIGUREN

11.1. ALLGEMEINES UND AUFBAU

Dieser Untertest prüft das räumliche Vorstellungsvermögen, welches vor allem für zukünftige Chirurgen wichtig werden könnte. Räumliches Denken ist aber auch bei bildgebenden Verfahren in der Diagnostik und in vielen anderen Bereichen der Medizin nötig. Das Gute ist, dass es auch ohne Vorwissen ausgezeichnet trainiert werden kann.

Bei diesem Untertest wurde ein Plexiglaswürfel mit einem oder mehreren Schläuchen darin abfotografiert. Das linke Foto entspricht immer der Ansicht von vorne. Die Aufgabe ist es zu entscheiden, welche Ansicht des Würfels auf dem rechten Foto dargestellt wird.

Der Test besteht im TMS aus 24 Aufgaben à zwei Abbildungen, für die 15 Minuten Bearbeitungszeit zur Verfügung stehen. Im EMS sind es 20 Aufgaben mit entsprechend nur 12 Minuten Bearbeitungszeit. D.h. 36 Sekunden pro Aufgabe. Wichtig ist auch, dass die Aufgaben nach ihrer Schwierigkeit gestaffelt sind. Das bedeutet die ersten acht Aufgaben sind als leicht eingestuft, die nächsten acht als mittelschwierig und die letzten acht als schwierig. Alle Angaben beziehen sich auf die Tests der letzten Jahre, mögliche Abweichungen von diesen Regeln in der Zukunft sind möglich, aber unwahrscheinlich.

Beispielaufgabe:

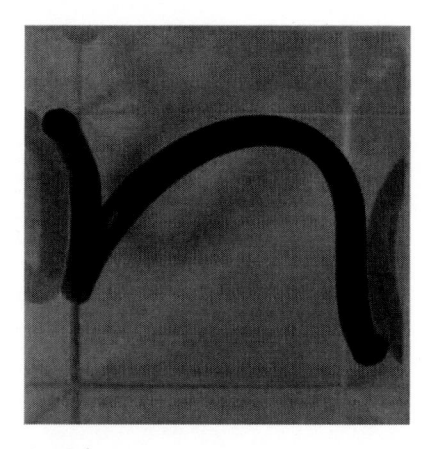

(A) : r
(B) : l
(C) : u
(D) : o
(E) : h

Ansicht von vorne

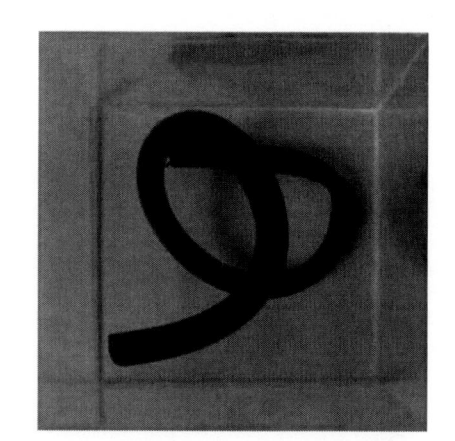

Ansicht von ?

Um welche Ansicht handelt es sich? Wie könnten die anderen Ansichten desselben Würfels aussehen? Du solltest diese Fragen für Dich selber beantworten und Dir den Würfel mit dem Verlauf des Schlauches vor dem „inneren Auge" vorstellen können, bevor Du weiter liest.

Herleitung

In dem obigen Beispiel ist die Ansicht von rechts dargestellt. Es folgen noch die restlichen Ansichten desselben Würfels, anhand derer Du Dir die Unterschiede der verschiedenen Ansichten verdeutlichen solltest. Du solltest versuchen, Dir immer, ausgehend von der Ansicht von vorne, erst die anderen noch fehlenden Ansichten vorzustellen und zu beschreiben. Es ist hilfreich Dir hier gleich ein Schema anzugewöhnen, welches dann von Mal zu Mal flotter von der Hand geht. Dieses könnte wie folgt aussehen:

- ✓ Welche Struktur befindet sich ganz vorne (und ist deutlich, groß und niemals verdeckt dargestellt)?
- ✓ Welche Strukturen befinden sich im hinteren Teil des Würfels (oft von anderen Strukturen verdeckt)?
- ✓ Wo finde ich markanten Strukturen, wie z.B. die Schlauchenden (zeigen diese nach links, rechts, etc.)?

Du solltest dies nun für jede Ansicht (rechts, hinten, links, oben und unten) der Reihe nach in Gedanken durchspielen, bevor Du weiter unten nachsiehst.

TIPP! Der Riesenwürfel! Um Dir den Würfel und den darin enthaltenen Schlauch, sowie dessen Verlauf besser vorstellen zu können, kannst Du Dir den Würfel als eine Art Riesen-Würfel vorstellen, der z.B. auf einem Podest in einem Museum steht. Nun kannst Du in Gedanken um den Würfel herumgehen, ihn von allen Seiten betrachten und durch die jeweilige Scheibe schauen.

Eine andere Methode wäre es, den Würfel vor Dir schweben zu lassen und ihn je nach gewünschter Ansicht zu rotieren.

CAVE! Verwechslungsgefahr! Wenn Du z.B. die Ansicht von <u>links</u> möchtest, musst Du den Würfel gedanklich nach <u>rechts</u> drehen. Viele Schüler berichten uns, dass sie im Ernstfall und unter Zeitdruck dann gelegentlich den falschen Buchstaben kreuzen, obwohl sie eigentlich richtig gedacht hatten, was doppelt ärgerlich ist!

ALLE SECHS ANSICHTEN:

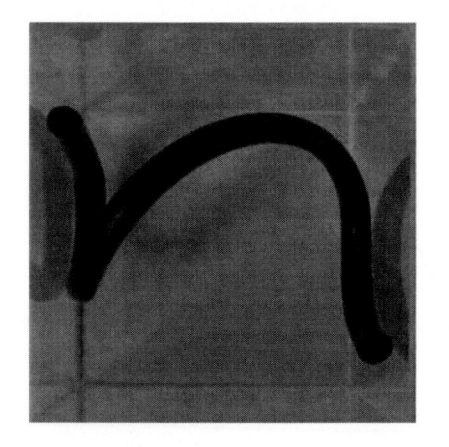

Ansicht von vorne

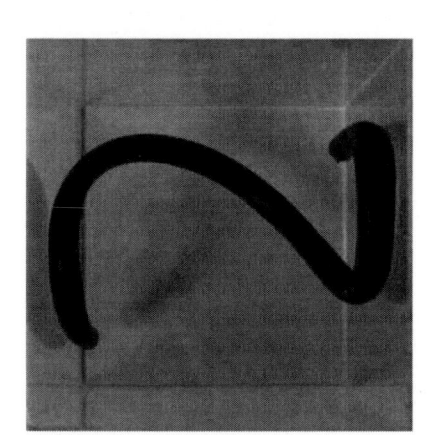

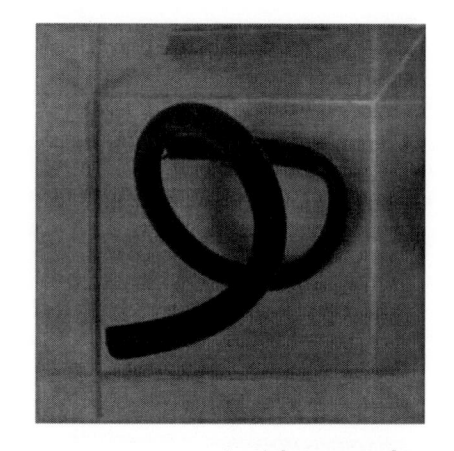

Ansicht von rechts

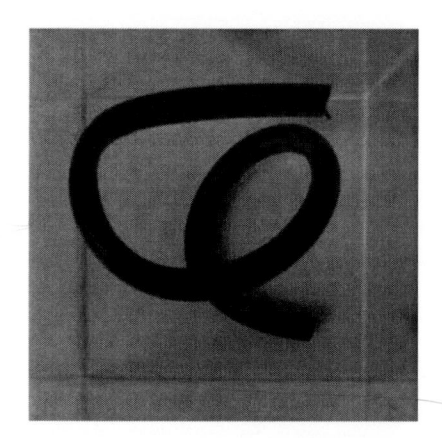

Ansicht von hinten

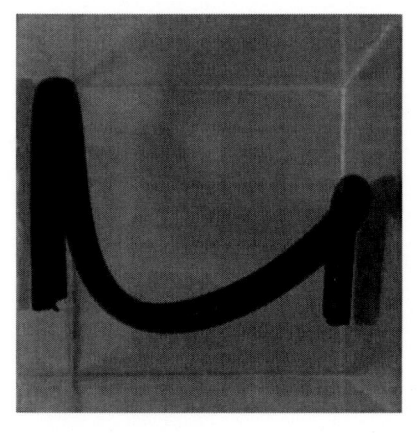

Ansicht von links

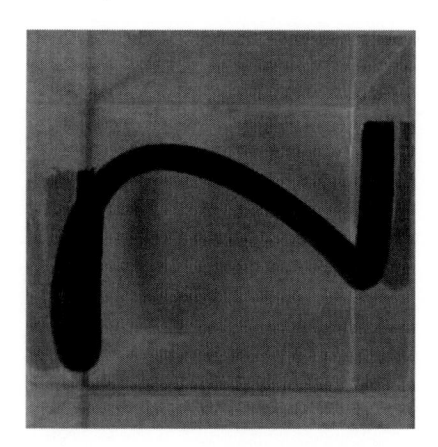

Ansicht von oben

Ansicht von unten

11.1.1. EIGENHEITEN DER EINZELNEN ANSICHTEN

Genaue Beobachter haben schon bemerkt, dass sich manche Ansichten stärker ähneln als andere. Das wird uns später helfen, schneller zur gesuchten Antwort zu finden.

Spiegelbildlichkeit
Auffällig ist bei der Ansicht von hinten, dass sie dem genauen Spiegelbild der Ansicht von vorne entspricht.

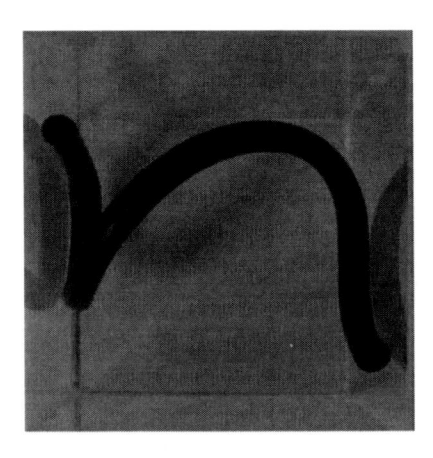

Schlauchenden zeigen nach vorne
Linkes Schlauchende befindet sich im oberen Teil des Würfels
Rechtes Schlauchende befindet sich im unteren Teil des Würfels

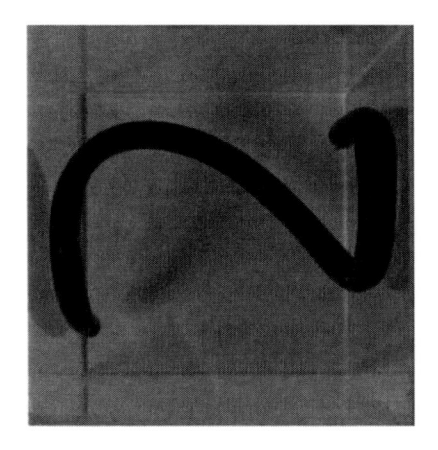

Schlauchenden zeigen nach hinten
Linkes Schlauchende befindet sich im unteren Teil des Würfels
Rechtes Schlauchende befindet sich im oberen Teil des Würfels

Dies ist mit ein wenig Übung sehr schnell und leicht zu erkennen, weshalb die Ansicht von hinten meist nur unter den ersten acht Aufgaben in den originalen Tests, also den leichten Aufgaben, zu finden ist.

TIPP! Der E-Fehler! Es macht keinen Sinn, falls Du bei den Schlauchfiguren die letzten Aufgaben aus Zeitmangel nicht bearbeiten kannst, die Antwort (E) (Ansicht von hinten) aufs Geratewohl zu kreuzen. Denn die Antwort (E) kommt bei den schweren letzten acht Aufgaben praktisch nie vor. Vgl. die Lösungsschlüssel der korrigierten Originalversionen TMS I und II.

CAVE! Ungeschriebenes Gesetz. Damit Du auf alle Eventualitäten vorbereitet bist, sind in diesem Übungsbuch möglichst schwierige Ansichten von hinten gewählt worden, diese können also auch bei den späteren Aufgaben vorkommen.

Die Ansichten von rechts und links sind zueinander spiegelbildlich, sowie die Ansicht von oben und die Ansicht von unten.

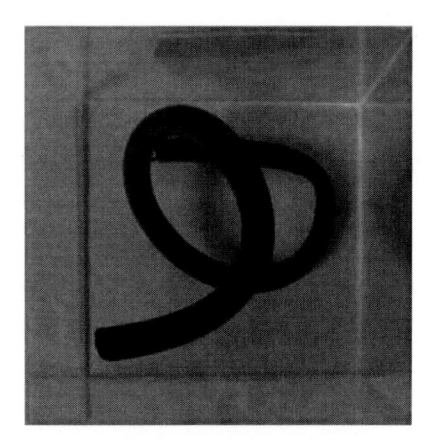

Schlauchenden zeigen nach links
Unteres Schlauchende befindet sich im vorderen Teil des Würfels
Oberes Schlauchende befindet sich im hinteren Teil des Würfels

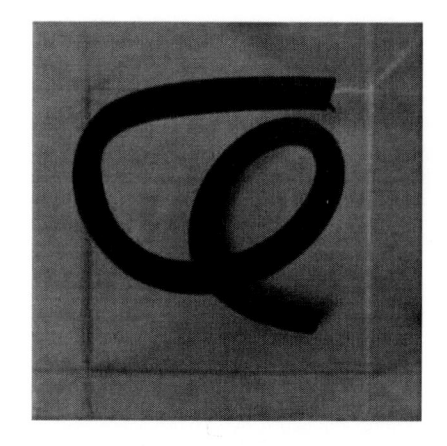

Schlauchenden zeigen nach rechts
Unteres Schlauchende befindet sich im hinteren Teil des Würfels
Oberes Schlauchende befindet sich im vorderen Teil des Würfels

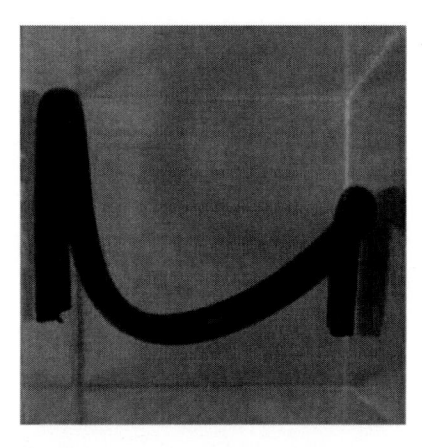

Schlauchenden zeigen nach unten
Langes Schlauchende befindet sich im vorderen Teil des Würfels
Kurzes Schlauchende befindet sich im hinteren Teil des Würfels

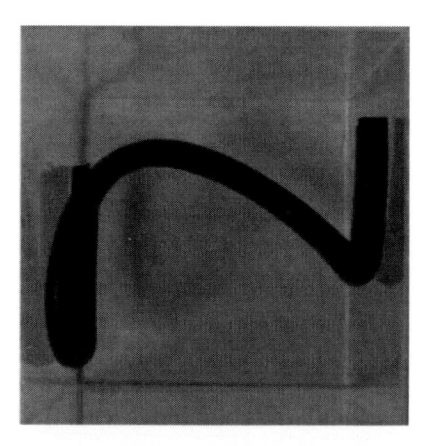

Schlauchenden zeigen nach oben
Langes Schlauchende befindet sich im hinteren Teil des Würfels
Kurzes Schlauchende befindet sich im vorderen Teil des Würfels

Kippbewegungen vs. Drehbewegungen
Wir unterscheiden Kipp- von Drehbewegungen des Würfels.

TIPP! 50-50 Chance! Du solltest die Unterscheidung Kipp-/Drehbewegung genügend üben, so kannst Du auf einen Blick die Antwortmöglichkeiten meist auf zwei begrenzen.

Bei den zwei **Kippbewegungen**, die Ansicht von <u>oben</u> und <u>unten</u> (nach vorne bzw. nach hinten gekippter Würfel), verändert sich die Höhe der Schlauchenden in der horizontalen Ebene, während die **Seiten** gleich bleiben (rechts bleibt rechts und links bleibt links)

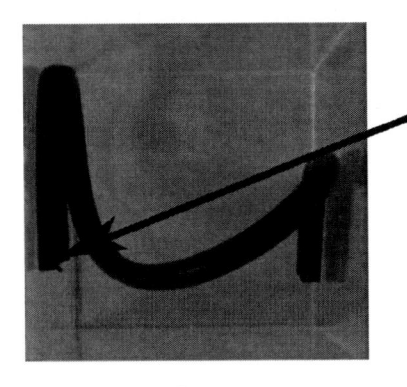

Ansicht von oben
linkes Schlauchende befindet sich immer noch im linken Teil des Würfels, nun aber im unteren Drittel

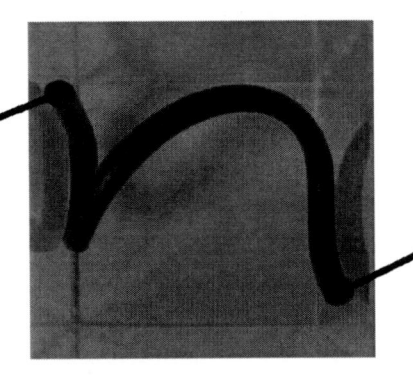

Ansicht von vorne
linkes Schlauchende befindet sich im oberen Teil des Würfels
rechtes Schlauchende befindet sich im unteren Teil des Würfels

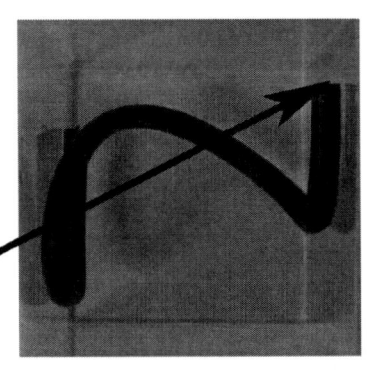

Ansicht von unten
rechtes Schlauchende befindet sich immer noch im rechten Teil des Würfels, nun aber im oberen Drittel

Bei den **Drehbewegungen** sind zunächst drei Ansichten denkbar: die Ansichten von <u>rechts</u>, <u>links</u> und von <u>hinten</u> (um jeweils 90° bzw. 180° gedrehter Würfel). Die Ansicht (E) von hinten kann in den meisten Fällen aber bereits am Anfang ausgeschlossen werden, siehe hierfür das Kapitel: **Spiegelbildlichkeit**. Alle Drehbewegungen haben die Gemeinsamkeit, dass die **Höhe** der Schlauchenden annähernd gleich bleibt (minimale Abweichungen sind abhängig von der Nähe zur Linse), also oben bleibt oben und unten bleibt unten.

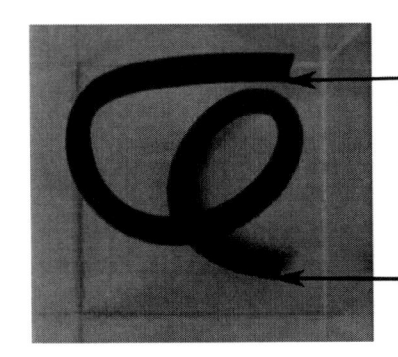

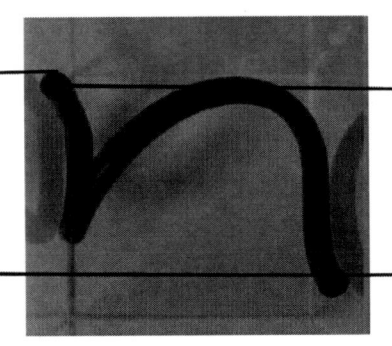

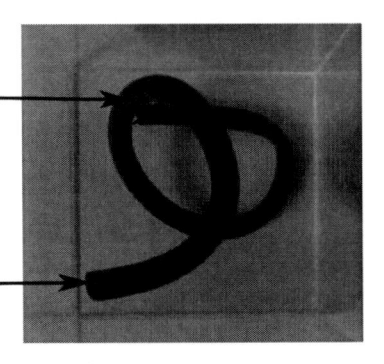

Ansicht von links
oberes Schlauchende befindet sich immer noch im oberen Teil des Würfels, nun aber an der Vorderseite, unteres Schlauchende befindet sich immer noch im unteren Teil des Würfels, nun aber an der Rückseite

Ansicht von vorne
oberes Schlauchende befindet sich im linken Teil des Würfels
unteres Schlauchende befindet sich im rechten Teil des Würfels

Ansicht von rechts
oberes Schlauchende befindet sich immer noch im oberen Teil des Würfels, nun aber an der Rückseite, unteres Schlauchende befindet sich immer noch im unteren Teil des Würfels, nun aber an der Vorderseite

11.2. BEARBEITUNGSSTRATEGIE

Zuerst musst Du Dich mit den oben genannten Unterschieden der verschiedenen Ansichten gut vertraut machen. Beherrschst Du diese, musst Du bei jeder Aufgabe nur noch folgende Fragen beantworten, um schnell und effizient zur Lösung zu kommen:

1. Sind die beiden Bilder **spiegelbildlich**?
    - Wenn ja, Antwort (E), von hinten kreuzen
    - Wenn nein, weiter zu 2.
2. Ist es eine **Kipp-** oder **Drehbewegung**?
    - Wenn Kippbewegung, oben oder unten!
        - Weiter zu 3.
    - Wenn Drehbewegung, links oder rechts!
        - Weiter zu 4.

Überprüfung!
3. Tendenz zu oben, Überprüfen!
    - Wenn ja, Antwort (C) kreuzen
    - Wenn nein, Antwort (C) sehr wahrscheinlich!
        - Antwort (C) von unten. Überprüfen!
            - Wenn ja, Antwort (C) kreuzen
            - Wenn nein, zurück zu 2.
4. Tendenz zu unten, Überprüfen!
    - Wenn ja, Antwort (C) kreuzen
    - Wenn nein, Antwort (D) sehr wahrscheinlich!
        - Antwort (D) von oben. Überprüfen!
            - Wenn ja, Antwort (D) kreuzen
            - Wenn nein, zurück zu 2.
5. Tendenz zu rechts, Überprüfen!
    - Wenn ja, Antwort (A) kreuzen
    - Wenn nein, Antwort (B) sehr wahrscheinlich!
        - Antwort (B) von links. Überprüfen!
            - Wenn ja, Antwort (B) kreuzen
            - Wenn nein, zurück zu 2.
6. Tendenz zu links, Überprüfen!
    - Wenn ja, Antwort (B) kreuzen
    - Wenn nein, Antwort (A) sehr wahrscheinlich!
        - Antwort (A) von rechts. Überprüfen!
            - Wenn ja, Antwort (A) kreuzen
            - Wenn nein, zurück zu 2.

Konntest Du die oberen zwei Fragen 1. und 2. beantworten, folgt die Überprüfung 3. oder 4.. Die **Überprüfung** oben oder unten bzw. links oder rechts bereitet den meisten Leuten die größten Probleme. Hier solltest Du Dich aber an die oben erwähnte Herleitung erinnern: Du kannst Dir jede beliebige Ansicht anhand nur eines Fotos (der Ansicht von vorne) vorstellen. Die zuverlässigste Methode ist es, Dich nur auf das linke Foto (die Ansicht von vorne) zu konzentrieren und Dir zuerst gedanklich die gefragte Ansicht vorzustellen, bevor Du dann das zu erwartende Bild anhand des rechten Fotos überprüfst. Dabei könntest Du Dir Fragen stellen wie: Welche Struktur ist auf dem linken Foto ganz vorne (groß, deutlich und nicht verdeckt) dargestellt? Wo müsste sich diese Struktur auf dem rechten Foto befinden? Welche Struktur ist im hinteren Teil des Würfels (unscharf und verdeckt von anderen Strukturen)? Wo müsste ich diese Struktur finden? Welche Struktur befindet sich im linken Teil ..., usw.

CAVE! FIESE FALLE! Du solltest Dir zuerst anhand des linken Fotos klar machen, wie die Ansicht aussehen müsste, bevor Du auf dem rechten Foto nachschaust. Konzentrierst Du Dich zu sehr auf das rechte Foto, tappst Du leichter in die Fallen der Testhersteller. Eine genaue Analyse solcher fiesen Fallen findest Du im Anschluss an jeden Übungstest später in diesem Buch.

Du solltest Dir also bei jeder Aufgabe die zwei oben genannten Fragen 1. und 2. stellen und dann sollte die Überprüfung folgen. Gehst Du dabei Schritt für Schritt vor, kannst Du jede Falle im Test umgehen. Noch wichtiger ist es, dass Du Dir für Dich selber ein ähnliches geeignetes Schema angewöhnst und immer nach Deinem eigenen Schema vorgehst. Nur so kannst Du von mal zu mal schneller und effektiver durch diesen Untertest kommen. Keine Sorge, wenn es am Anfang noch nicht so recht klappt. Du benötigst bei diesem Untertest viel Übung und eine gewisse Ausdauer, dann aber stellen sich die Erfolge von ganz von alleine ein.

Erklärende Beispielaufgaben nach Schema F

Beispielaufgabe 1

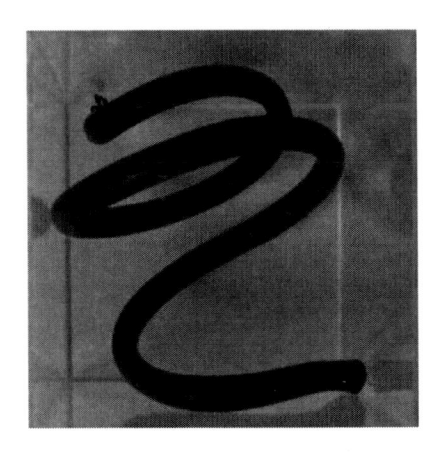

(A) : r
(B) : l
(C) : u
(D) : o
(E) : h

- Sind die beiden Bilder spiegelbildlich?
  - JA → Antwort (E)

Beispielaufgabe 2

(A) : r
(B) : l
(C) : u
(D) : o
(E) : h

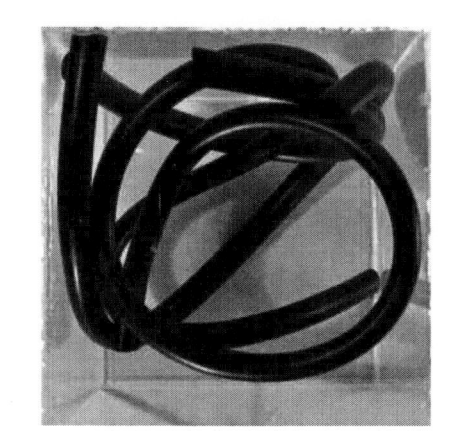

- Sind die beiden Bilder spiegelbildlich?
  - JA → Antwort (E)

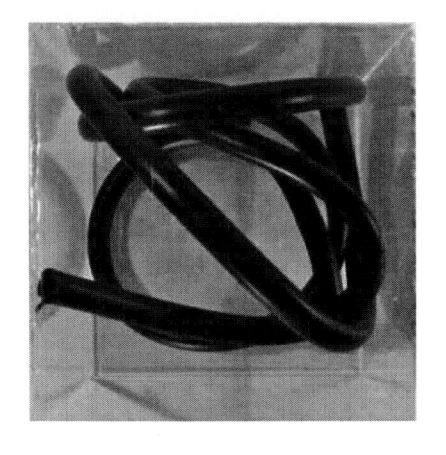

Beispielaufgabe 3

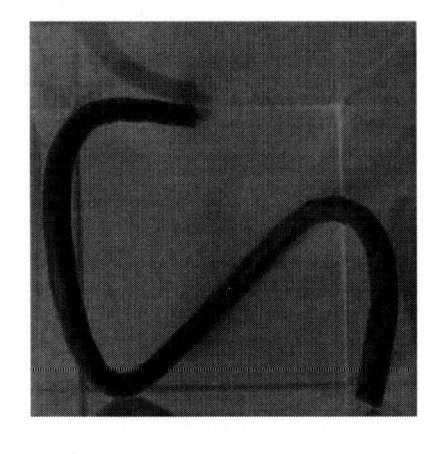

(A) : r
(B) : l
(C) : u
(D) : o
(E) : h

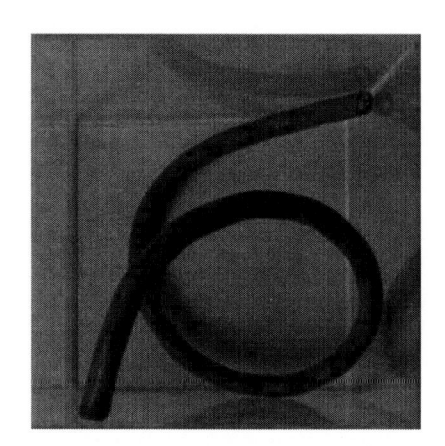

- Sind die beiden Bilder spiegelbildlich?
  - Nein!
- Ist es eine Kipp- oder Drehbewegung?
  - Drehbewegung! (oberes Ende bleibt oben und unteres Ende bleibt unten, aber sie wechseln vom linken Rand des Würfels nach rechts und umgekehrt)
- Überprüfung, ob links oder rechts!
  - Rechts! → Antwort (A) (das rechte untere Ende auf dem ersten Foto befindet sich auf dem zweiten nun vorne)

Beispielaufgabe 4

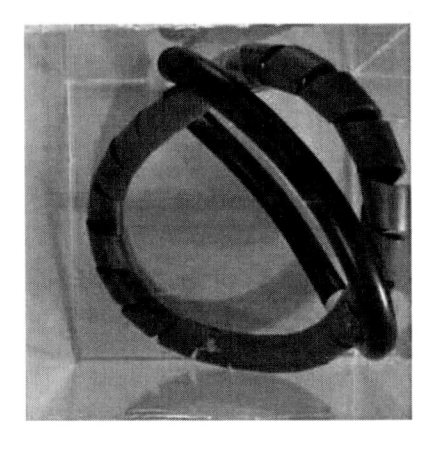

(A) : r
(B) : l
(C) : u
(D) : o
(E) : h

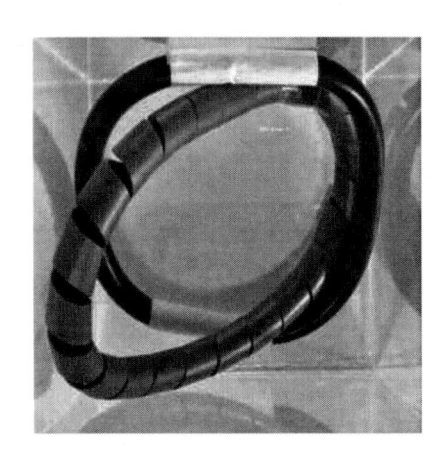

- Sind die beiden Bilder spiegelbildlich?
    - Nein!
- Ist es eine Kipp- oder Drehbewegung?
    - Drehbewegung! (die Seiten ändern sich, die Höhen bleiben gleich)
- Überprüfung, ob links oder rechts!
    - Links! → Antwort (B) (das obere weiße Pflaster befindet sich auf dem zweiten nun vorne)

Beispielaufgabe 5

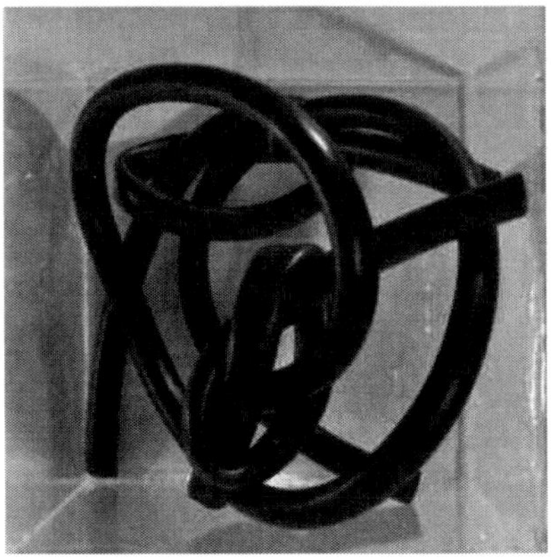

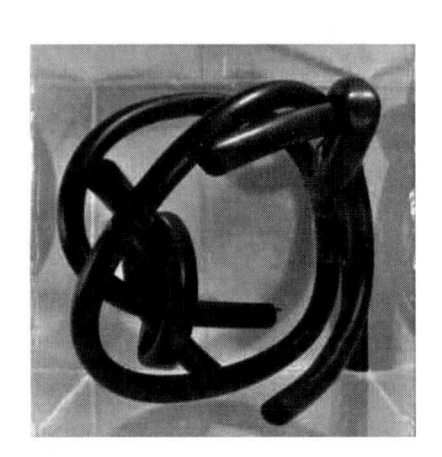

(A) : r
(B) : l
(C) : u
(D) : o
(E) : h

- Sind die beiden Bilder spiegelbildlich?
    - Nein!
- Ist es eine Kipp- oder Drehbewegung?
    - Drehbewegung! (die Seiten ändern sich, die Höhen bleiben gleich)
- Überprüfung, ob links oder rechts!
    - Rechts! → Antwort (A) (der Knoten auf dem ersten Foto befindet sich auf dem zweiten nun links)

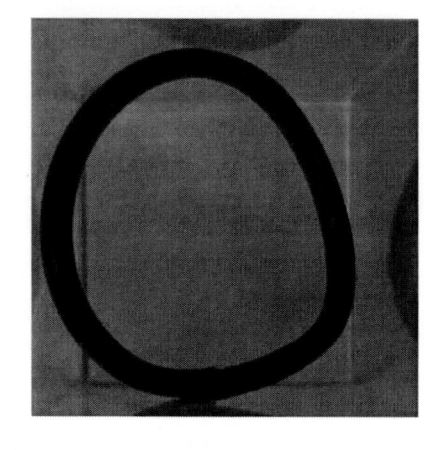

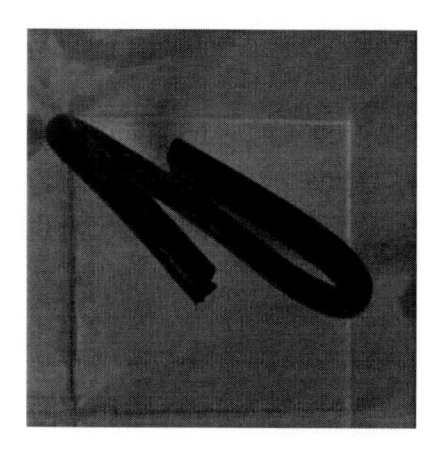

Beispielaufgabe 6

(A) : r
(B) : l
(C) : u
(D) : o
(E) : h

- Sind die beiden Bilder spiegelbildlich?
  - Nein!
- Ist es eine Kipp- oder Drehbewegung?
  - Kippbewegung! (auf dem ersten Foto befinden sich die Schlauchenden in der Mitte und unten, auf dem zweiten im mittleren Teil des Würfels)
- Überprüfung ob Ansicht von oben oder unten!
  - Unten! → Antwort (C) (die Schlauchenden befinden sich nun ganz vorne)

Beispielaufgabe 7

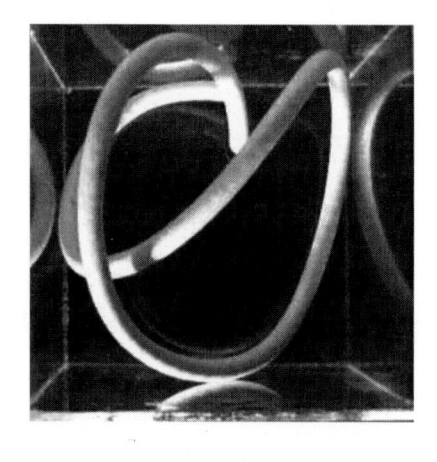

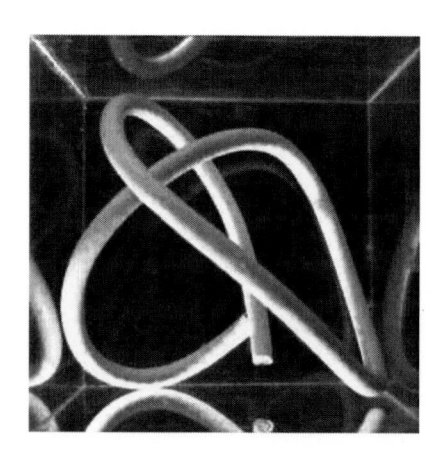

(A) : r
(B) : l
(C) : u
(D) : o
(E) : h

- Sind die beiden Bilder spiegelbildlich?
  - Nein!
- Ist es eine Kipp- oder Drehbewegung?
  - Kippbewegung! (auf dem ersten Foto befinden sich die Schlauchenden in der Mitte und oben, auf dem zweiten im mittleren Teil des Würfels aber unten)
- Überprüfung, ob Ansicht von oben oder unten!
  - Unten! → Antwort (C) (die Schlauchenden befinden sich nun im hinteren Teil)

Beispielaufgabe 8

(A) : r
(B) : l
(C) : u
(D) : o
(E) : h

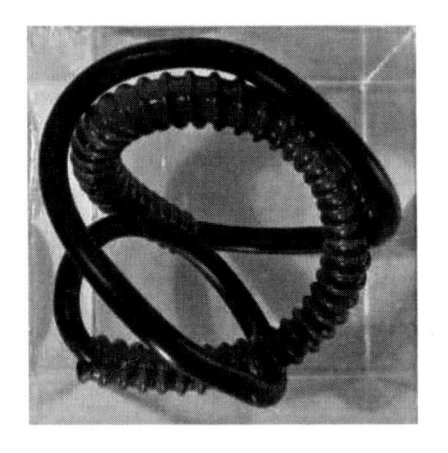

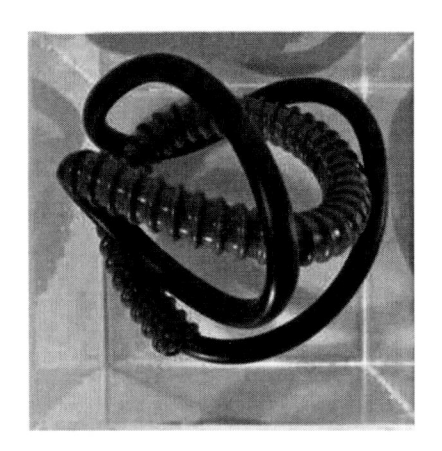

- Sind die beiden Bilder spiegelbildlich?
  - Nein!
- Ist es eine Kipp- oder Drehbewegung?
  - Kippbewegung! (auf dem ersten Foto befinden sich Teile des Schlauches im unterersten Teil des Würfels (Schwarzer unter dem Grauen), auf dem zweiten nicht mehr)
- Überprüfung, ob Ansicht von oben oder unten!
  - Unten! → Antwort (C) (die Schnittstelle schwarzer und grauer Schlauch befindet sich nun ganz vorne)

11.2.1. AUSFÜHRLICHE LÖSUNGSANSÄTZE

Beispielaufgabe 9

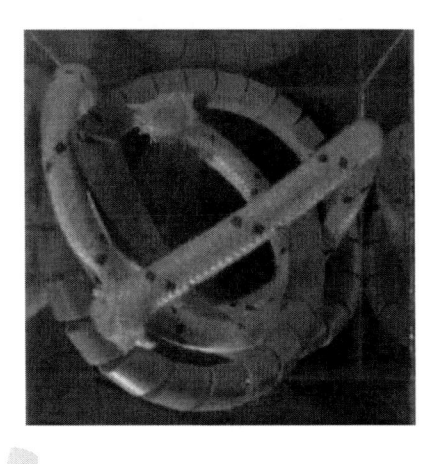

(A) : r
(B) : l
(C) : u
(D) : o
(E) : h

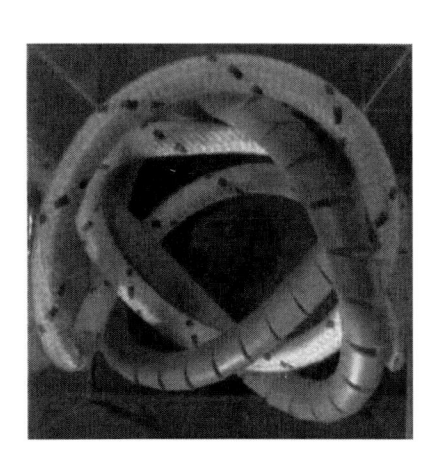

SCHWIERIGKEIT! Die Schlauchenden sind nur auf dem linken Foto sofort erkennbar, das erschwert eine rasche Orientierung.
Eine typische Schwierigkeit, welche von den Testherstellern immer wieder gerne verwendet wird, ist es die Schlauchenden so geschickt zu legen, dass diese nicht auf beiden Fotos erkennbar sind.

TIPP! Nicht auf die Schlauchenden versteifen! Orientiere Dich an anderen Strukturen.

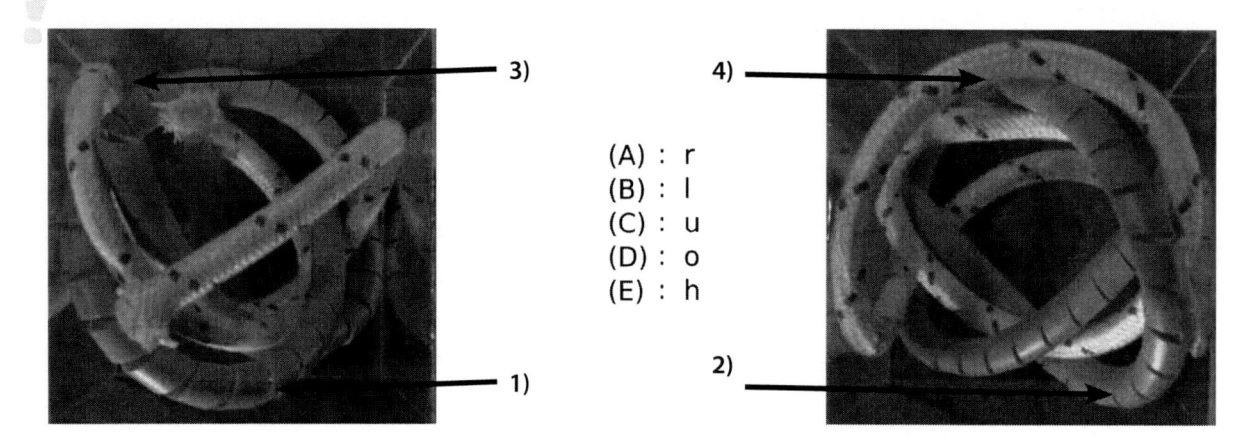

(A) : r
(B) : l
(C) : u
(D) : o
(E) : h

Lösungsansatz: Gespiegelt? Nein! Unterscheidung ob Dreh- oder Kippbewegung?
1. Grauer Schlauch stellt die tiefste Stelle im linken Foto dar
2. Grauer Schlauch stellt auch im rechten Foto die tiefste Stelle dar → Drehbewegung wahrscheinlich (Höhe bleibt gleich). Ansicht von links oder von rechts?
3. Weißer Schlauch, höchste Stelle, läuft entlang der linken Wand
4. Weißer Schlauch, höchste Stelle, läuft entlang der Vorderwand → Ansicht von links!!!

Beispielaufgabe 10

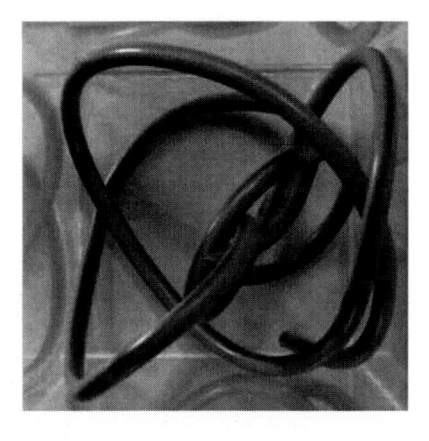

(A) : r
(B) : l
(C) : u
(D) : o
(E) : h

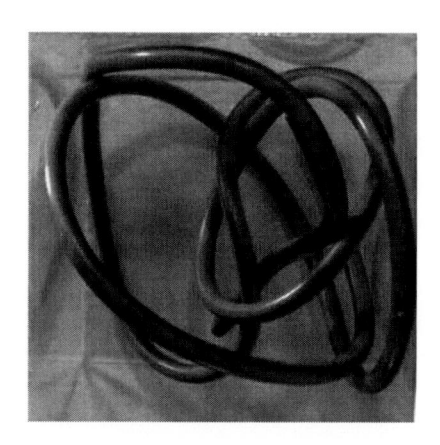

SCHWIERIGKEIT! Viele Kurven und Biegungen, das erschwert eine rasche Orientierung.

Eine typische Schwierigkeit, welche von den Testherstellern immer wieder gerne verwendet wird, ist es, ein regelrechtes Schlauchknäuel in den Würfel zu legen.

TIPP! Suche auf dem linken Foto von oben nach unten nach Strukturen, die Du eindeutig zuordnen kannst.

(A) : r
(B) : l
(C) : u
(D) : o
(E) : h

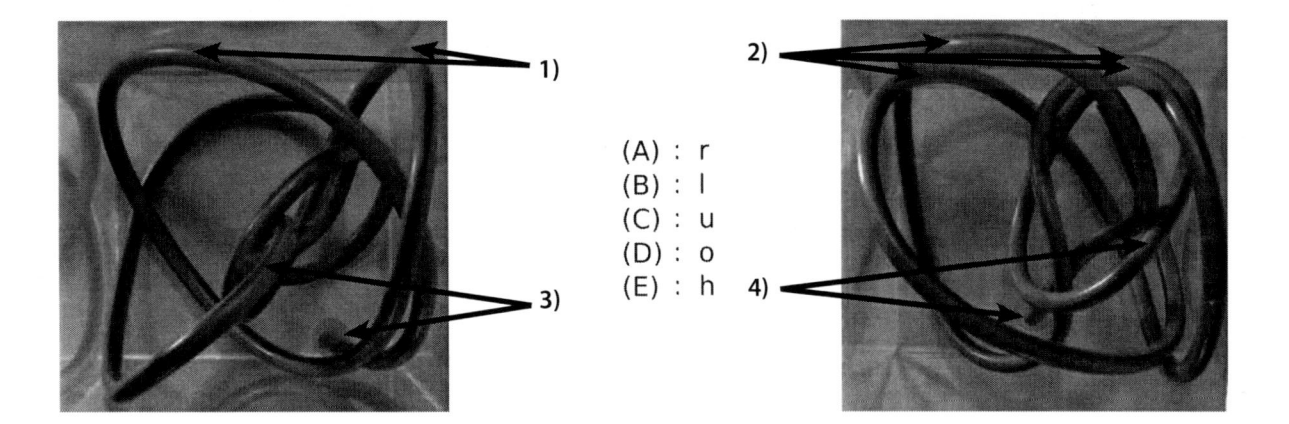

Lösungsansatz: Gespiegelt? Nein! Unterscheidung, ob Dreh- oder Kippbewegung?
1. Im oberen Teil des Würfels finden sich zwei Bögen.
2. Auf dem rechten Foto finden sich mehr/andere Bögen im oberen Teil des Würfels → Kippbewegung wahrscheinlich (Höhe bleibt nicht gleich). Ansicht von oben oder von unten?
3. Bei Kippbewegungen bleiben die Seiten gleich! Mittleres Schlauchende: Öffnung zeigt nach vorne unten. Rechtes Schlauchende: Öffnung zeigt nach hinten.
4. Mittleres Schlauchende: Öffnung zeigt nach unten. Rechtes Schlauchende: Öffnung zeigt nach hinten → Ansicht von oben!

Beispielaufgabe 11

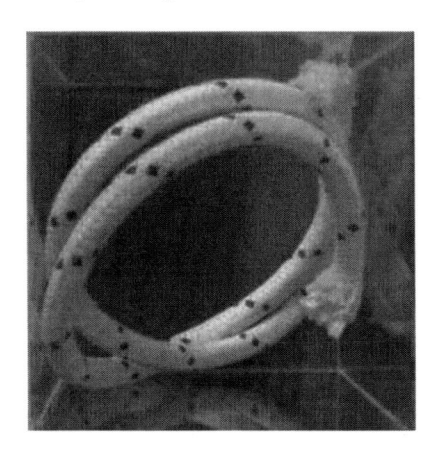

(A) : r
(B) : l
(C) : u
(D) : o
(E) : h

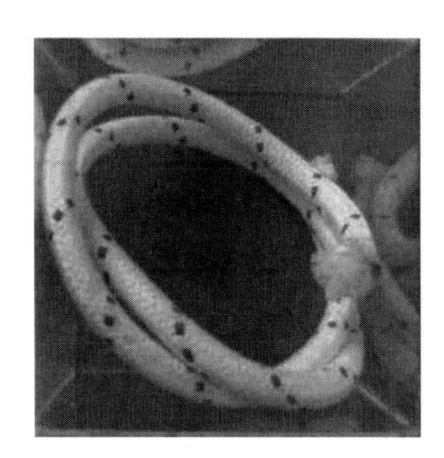

SCHWIERIGKEIT! Die Ansichten von oben und von unten sind sich sehr ähnlich!

Auch hier, achtest Du nur auf die Schlauchenden, wäre die Ansicht von oben und die Ansicht von unten denkbar!

TIPP! Achte auf den Verlauf des Schlauchs. Wo schneiden sich die Verläufe?

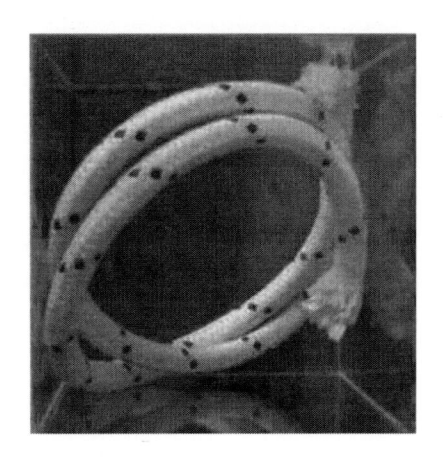

(A) : r
(B) : l
(C) : u
(D) : o
(E) : h

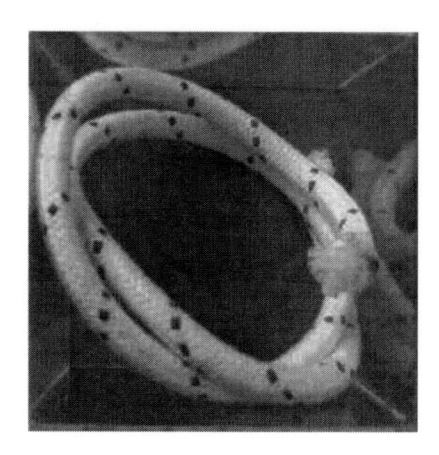

Lösungsansatz: Gespiegelt? Nein! Unterscheidung, ob Dreh- oder Kippbewegung? Kippbewegung! Die Seiten bleiben gleich (Schlauchenden bleiben im rechten Teil des Würfels), die Höhe der Schlauchenden ändert sich aber. → Kippbewegung! Oben oder Unten?

1. Im unteren hinteren Teil befindet sich auf dem linken Foto eine Überkreuzung.
2. Diese befindet sich auf dem rechten Foto im unteren vorderen Teil → Ansicht von unten.
3. Das obere Schlauchende ist sehr kurz und schneidet den Ring noch an der rechten Würfelwand (auf dem linken Foto verdeckt). Dieses Schlauchende befindet sich auf dem rechten Foto im hinteren Teil des Würfels → Ansicht von unten.

Weitere ausführliche Übungsbeispiele findest Du hier: Schlauchfiguren im EMS & TMS – Das Übungsbuch.

11.3. BEARBEITUNGSTIPPS

TIPP! Ärgerliche Leichtsinnsfehler! Oft verliert man bei diesem Untertest Punkte durch Leichtsinnsfehler. Du solltest auf die Verbesserung solcher „dummer" Fehler in der Trainingsphase besonders achten und Dich an Dein Schema halten.

TIPP! Abdecken! Bei dem Schritt „Überprüfen" ist es zu Beginn hilfreich, das zweite Foto mit der rechten Hand abzudecken, um einer Verwechslung bzw. einem von-Rechts-nach-Links-Denken vorzubeugen.

TIPP! Mut zur Lücke! Oft hängt man gleich zu Beginn der Aufgabe an der grundlegenden Entscheidung, ob eine Kipp- oder Drehbewegung vorliegt, fest. Bei so einem „optischen Hänger" solltest Du keine Zeit verlieren. Du markierst die Aufgabe am Rand und gehst zur nächsten. Wenn am Ende noch Zeit ist, kannst Du zurück springen und sie erneut versuchen, denn oft erkennt man bei dem zweiten Versuch viel schneller die Lösung. Jede gelöste Aufgabe ist einen Punkt wert!

TIPP! Ned hudle! 36 Sekunden pro Aufgabe ist mit ein wenig Übung mehr als genug für die leichten Aufgaben, da diese Aufgaben oft schon auf einen Blick gelöst werden können. Die so gesparte Zeit solltest Du dann bei den schwierigen Aufgaben nutzen, um hier wirklich Schritt für Schritt (Schema) zur richtigen Lösung zu kommen. Wichtig für alle Aufgaben ist es, ruhig und konzentriert vorzugehen.

CAVE! Fiese Falle! Die Testhersteller versuchen durch geschicktes Legen der Schlauchenden, Dich von Anfang an zu verwirren, bzw. Kipp- wie Drehbewegungen aussehen zu lassen und umgekehrt. Du solltest vor allem bei den schweren Aufgaben darauf achten. Einige Beispiele findest Du im Anschluss an jeden Übungstest.

TIPP! Hinter den Kulissen! Auch die Testhersteller wissen, dass sich jeder an den Schlauchenden orientiert und setzten gezielt die Schwierigkeit darauf. Geschickt ist es, Dich auch an anderen Strukturen zu orientieren: Knoten, Überschneidung zweier Schläuche, ausladende Kurven der Schläuche, etc. Du solltest also nicht nur auf das Offensichtliche achten. Und immer mindestens zwei verschiedene Strukturen überprüfen.

11.4. TRAININGSPENSUM UND -ANLEITUNG

Bei diesem Untertest ist es am Anfang wichtig, viele Aufgaben Schritt für Schritt zu lösen und die Ansichten zu „verstehen". Dies kann, je nach Vorkenntnissen, ein bis zwei Wochen dauern. Du solltest versuchen Dir möglichst viel Übungsmaterial zu besorgen, welches Du auch gerne mehrmals durcharbeiten kannst. Ein Auswendiglernen, wie bei den Merkfähigkeitstests, ist hier nicht so ausgeprägt.

TIPP! Alles auf dem Kopf? Du kannst Dein Übungsmaterial auch auf den Kopf drehen und bearbeiten, so erhälst Du „neue" Aufgaben. Die Lösungen bleiben aber dieselben.

Zum Einstudieren seines eigenen Lösungsschemas, benötigt jeder einen ganz individuellen Zeitraum (alles zwischen einer und bis zu drei Wochen). Hast Du einmal den Bogen raus und sein Lösungsschema verinnerlicht, musst Du nur noch die Zeithürde meistern. Dazu solltest Du zwei bis drei Mal pro Woche unter Echtzeitbedingungen trainieren. Mit möglichst wirklichkeitsnahem Zeitdruck zu kreuzen, ist wichtig, so kannst Du ein „Gespür" für den zeitlichen Rahmen entwickeln. Aufgaben, die Du falsch oder nicht bearbeitet hast, solltest Du Dir nach Ablaufen der Uhr und direkt im Anschluss nochmals genau anschauen und auf vermeidbare Fehler achten. Im Anschluss an den Test wird auch immer eine schwere Beispielaufgabe besprochen.

Um möglichst schnelle Erfolge zu verbuchen, solltest Du möglichst kontinuierlich trainieren. Das bedeutet es ist sinnlos, an einem Tag mehr als einen Test zu kreuzen und im Umkehrschluss ist es auch nicht zielführend, weniger als zwei Tests pro Woche durchzuarbeiten. Ein gutes Maß wären drei Übungen pro Woche, also z.B. immer montags, mittwochs und freitags.

TIPP! Von einem Streiche fällt noch keine Eiche! Wie ein Profisportler, kannst Du wochenweise einen Trainingsplan für den Aufnahmetest erstellen, bei dem Du dreimal pro Woche Zeit für Schlauchfiguren einplanst.

Nach ein paar Wochen Training wirst Du merken, dass es immer leichter von der Hand geht. Wer bei diesem Untertest zuhause immer die volle Punktzahl erreicht, kann sich freuen: Du wirst auch beim TMS bzw. EMS alle Punkte abräumen

> **Merkbox**
> - ✓ Trainiere den Unterschied zwischen Kipp- und Drehbewegungen.
> - ✓ Vergleiche mindestens zwei markante Strukturen auf den beiden Abbildungen, v.a. bei den schweren Aufgaben.
> - ✓ Nicht zu viel Zeit bei einer Aufgabe verbrauchen. Mut zum Schieben.
> - ✓ Punktebringer! Auf diesen Untertest besonders gut vorbereiten.

Übungstest
Anzahl der Aufgaben: 20
Bearbeitungszeit: 12 Min.

Aufgabe Nr. 1

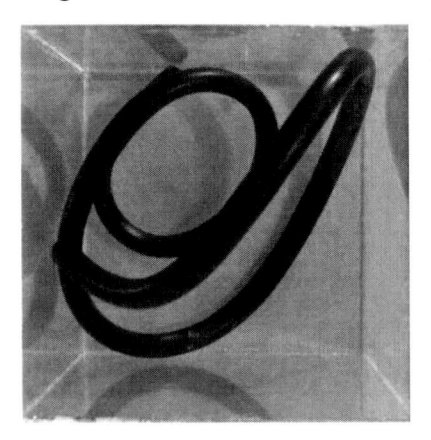

(A) : r
(B) : l
(C) : u
(D) : o
(E) : (h)

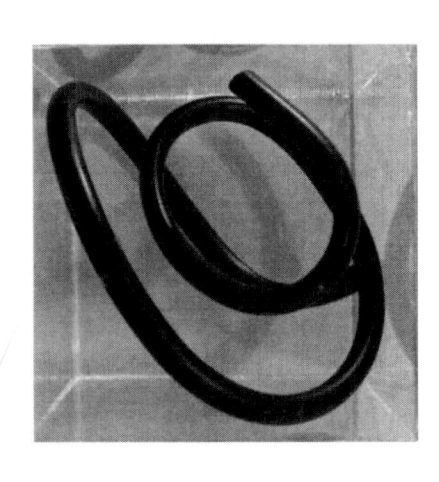

Aufgabe Nr. 2

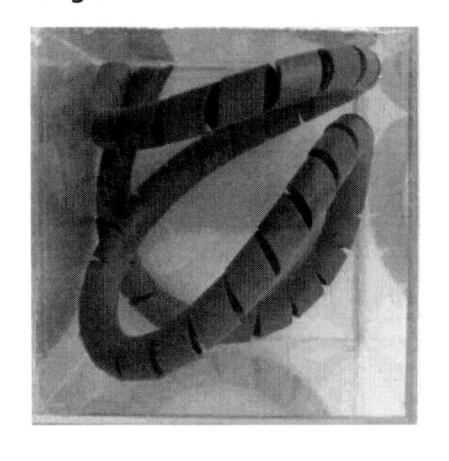

(A) : (r)
(B) : l
(C) : u
(D) : o
(E) : h

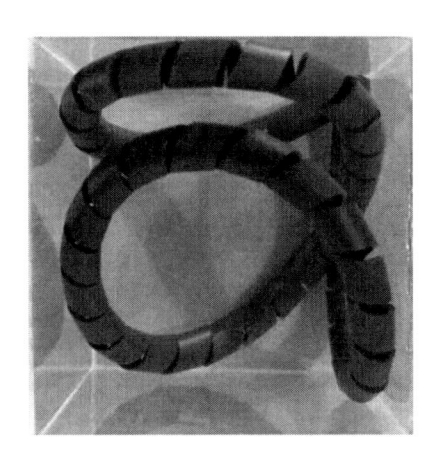

Aufgabe Nr. 3

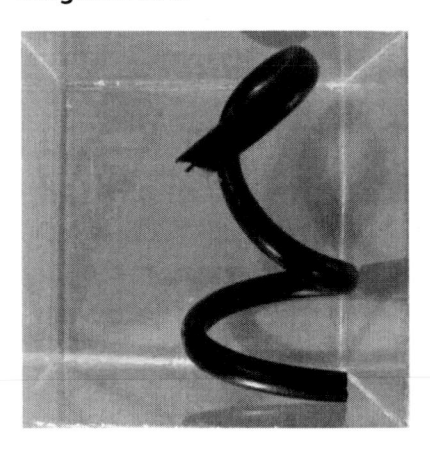

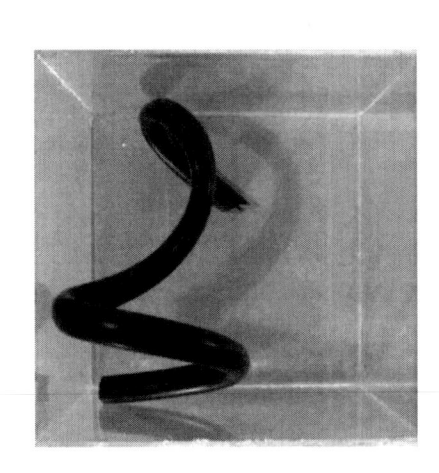

(A) : r
(B) : l
(C) : u
(D) : o
(E) : (h)

Aufgabe Nr. 4

(A) : r
(B) : l
(C) : u
(D) : o
(E) : ⓗ

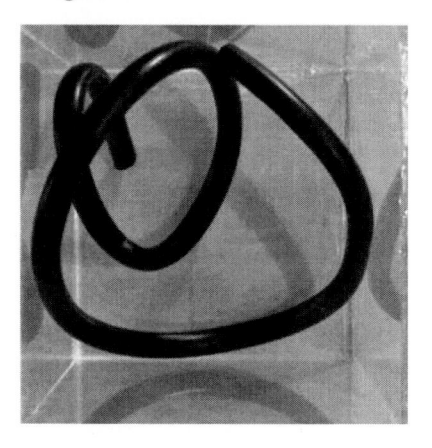

✓

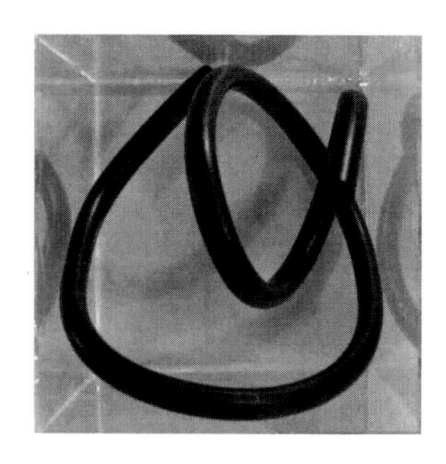

Aufgabe Nr. 5

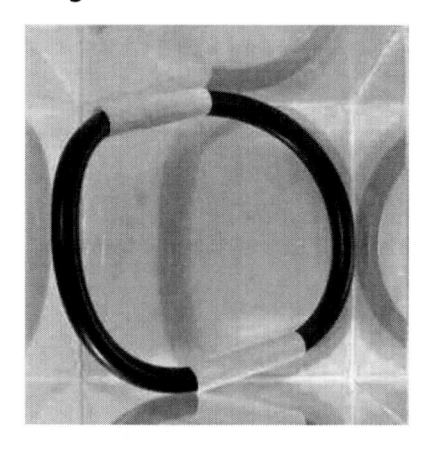

(A) : ⓡ
(B) : l
(C) : u
(D) : o
(E) : h

✓

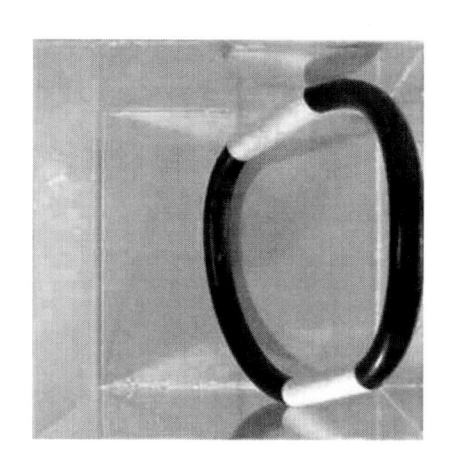

Aufgabe Nr. 6

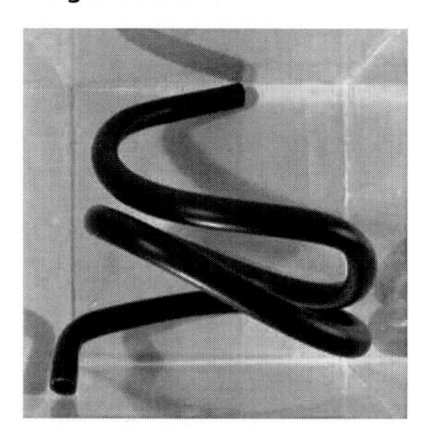

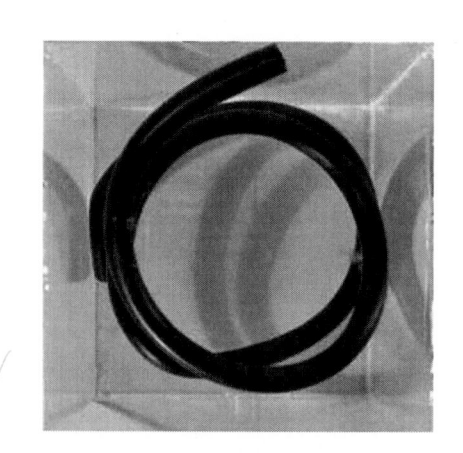

(A) : r
(B) : l
(C) : u
(D) : ⓞ
(E) : h

✓

Aufgabe Nr. 7

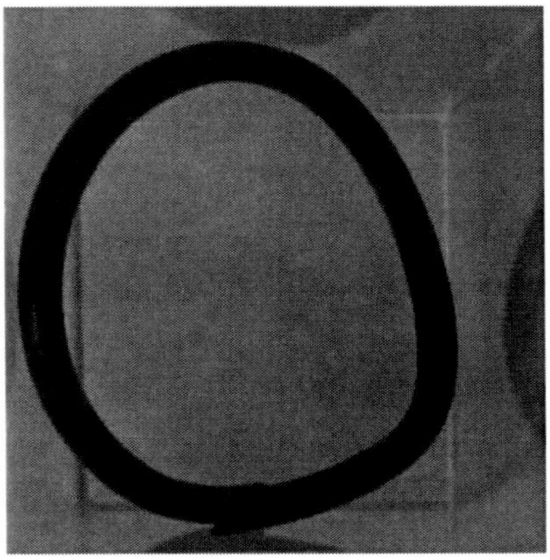

(A) : r
(B) : l
(C) : u
(D) : o
(E) : h

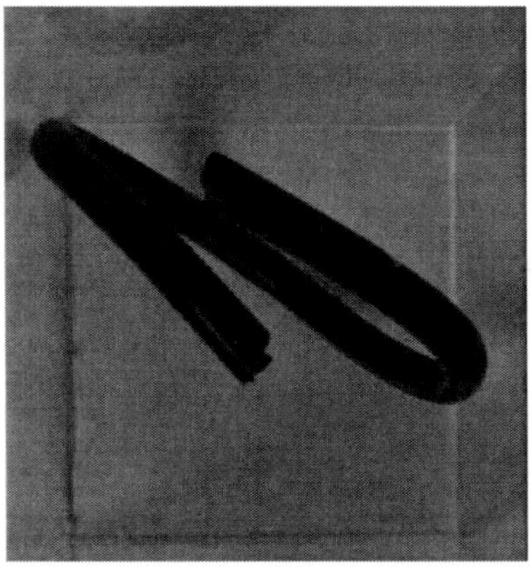

Aufgabe Nr. 8

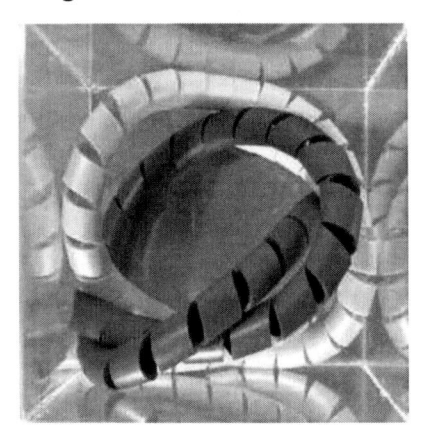

(A) : r
(B) : l
(C) : u
(D) : o
(E) : h

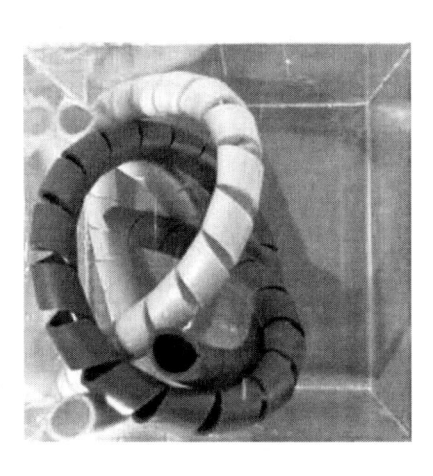

Aufgabe Nr. 9

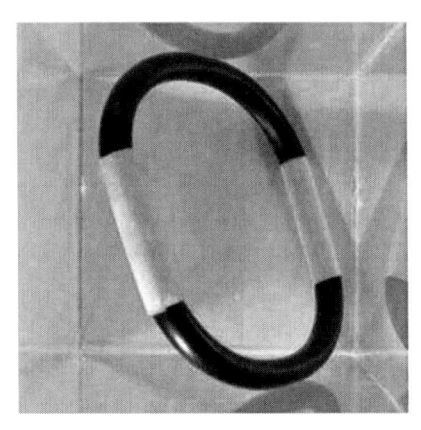

(A) : r
(B) : l
(C) : u
(D) : o
(E) : h

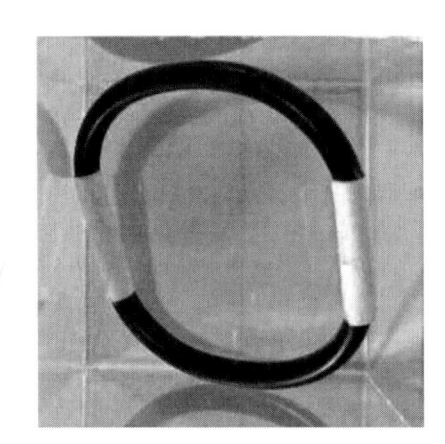

Aufgabe Nr. 10

(A) : r
(B) : l
(C) : u
(D) : ⓞ
(E) : h

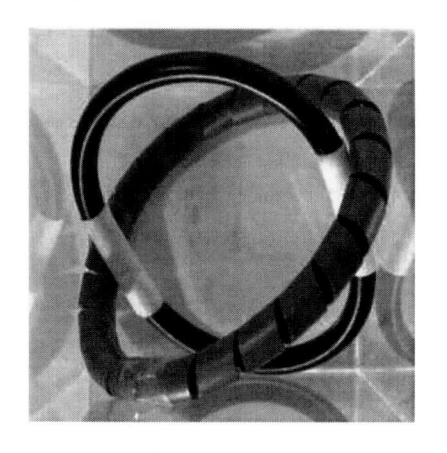

✓

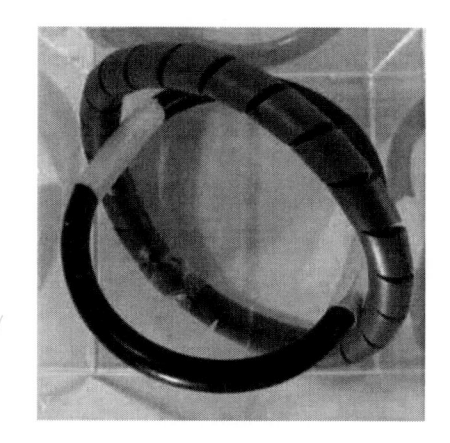

Aufgabe Nr. 11

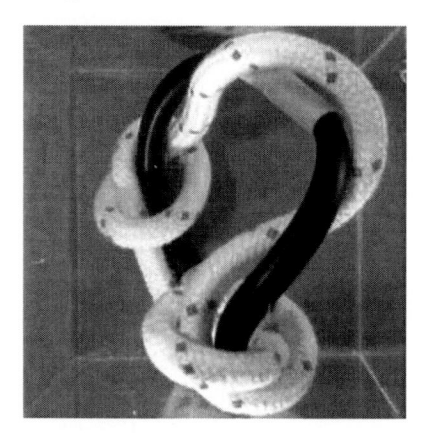

(A) : r
(B) : ⓛ
(C) : u
(D) : o
(E) : h

✓

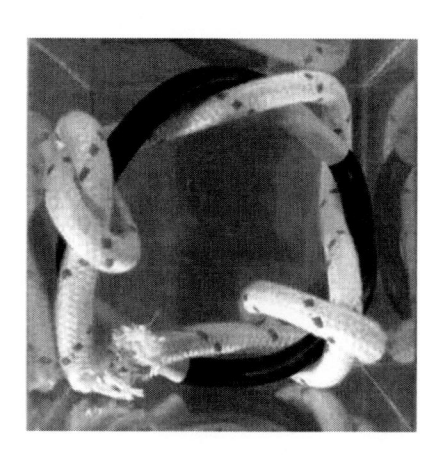

Aufgabe Nr. 12

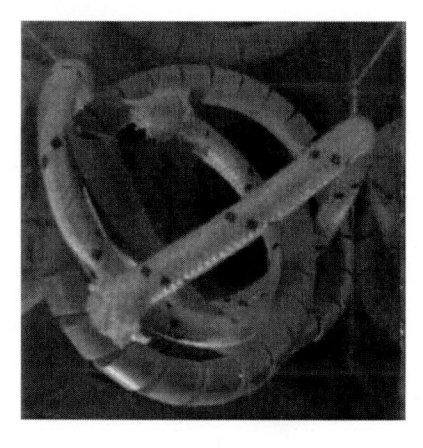

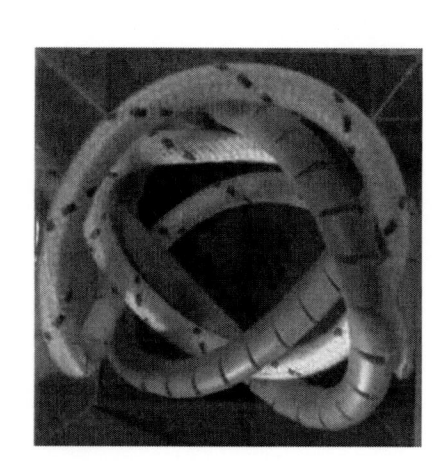

(A) : r
(B) : ⓛ
(C) : u
(D) : o
(E) : h

✓

Aufgabe Nr. 13

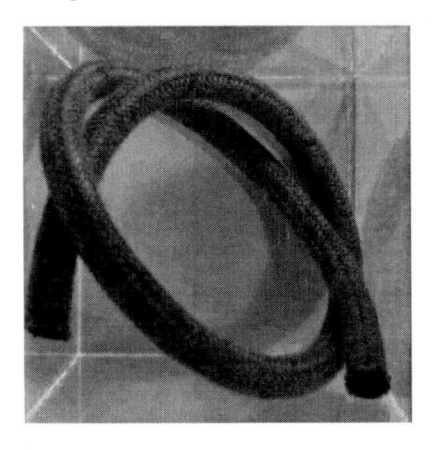

(A) : r
(B) : ⓛ
(C) : u
(D) : o
(E) : h

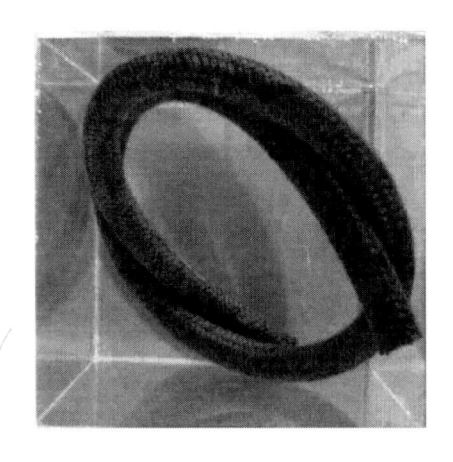

Aufgabe Nr. 14

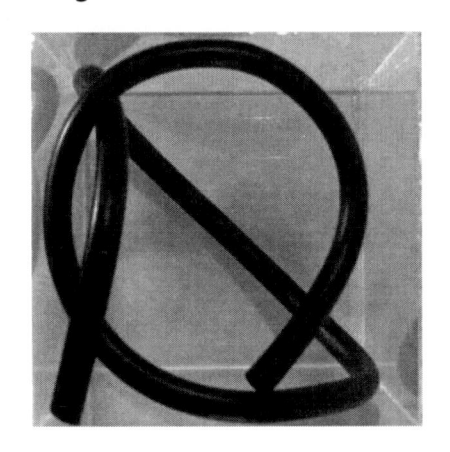

(A) : ⓡ
(B) : l
(C) : u
(D) : o
(E) : h

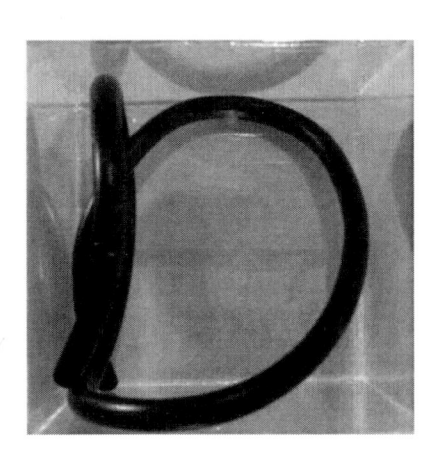

Aufgabe Nr. 15

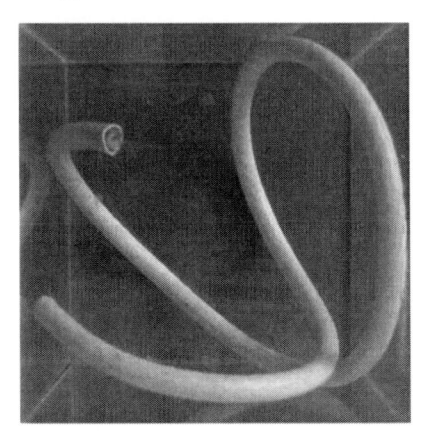

(A) : ⓡ
(B) : l
(C) : u
(D) : o
(E) : h

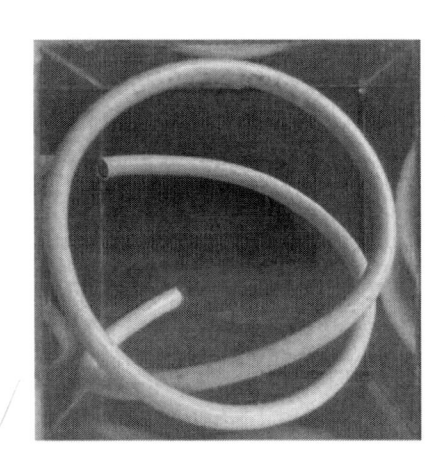

125

Aufgabe Nr. 16

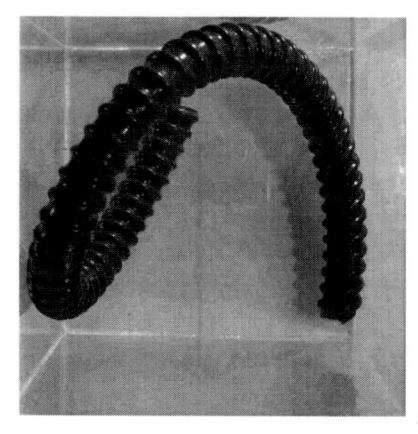

(A) : r
(B) : l
(C) : u
(D) : o
(E) : h

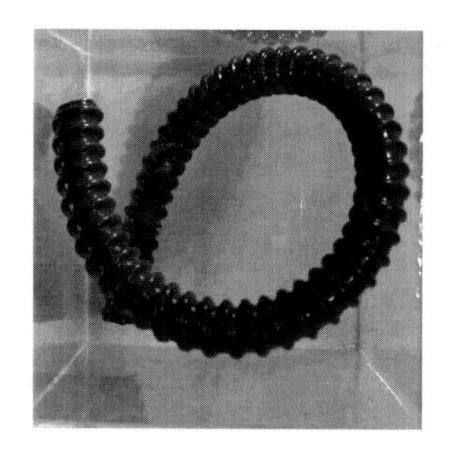

Aufgabe Nr. 17

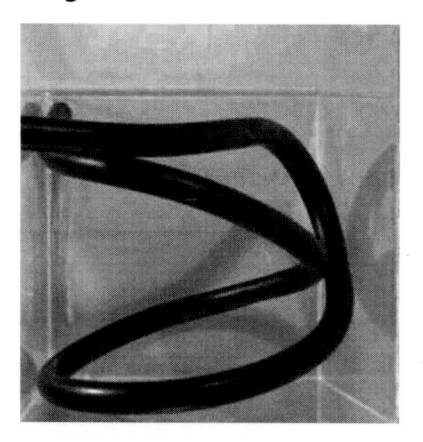

(A) : r
(B) : l
(C) : u
(D) : o
(E) : h

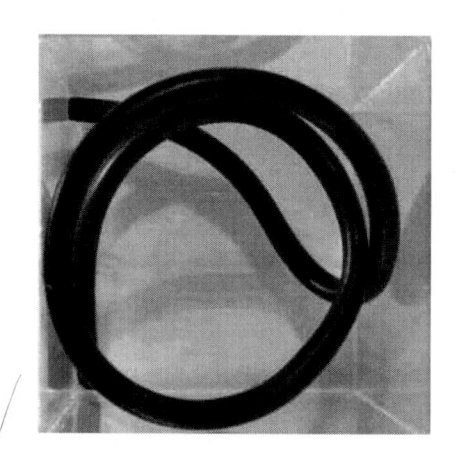

Aufgabe Nr. 18

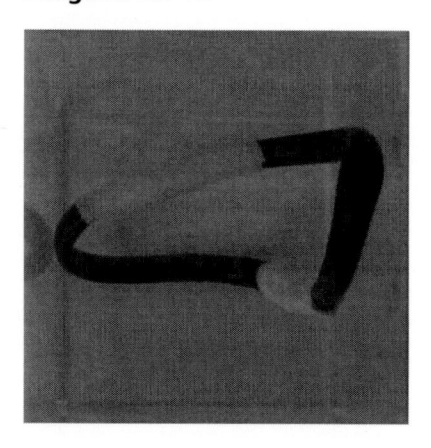

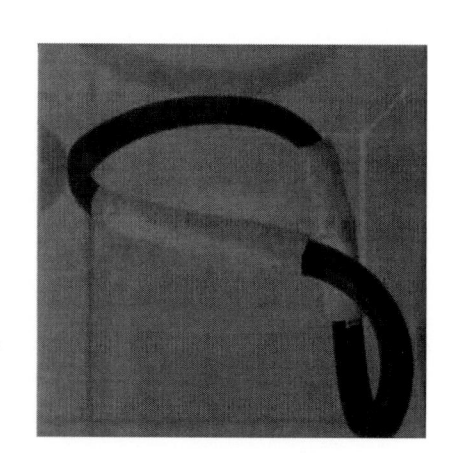

(A) : r
(B) : l
(C) : u
(D) : o
(E) : h

Aufgabe Nr. 19

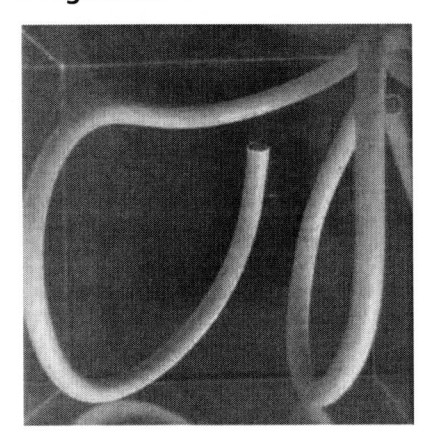

(A) : r
(B) : l
(C) : u
(D) : o
(E) : h

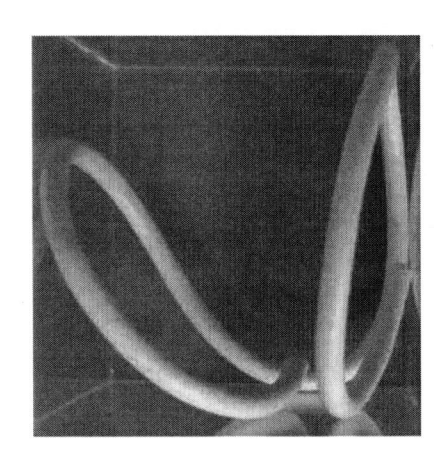

Aufgabe Nr. 20

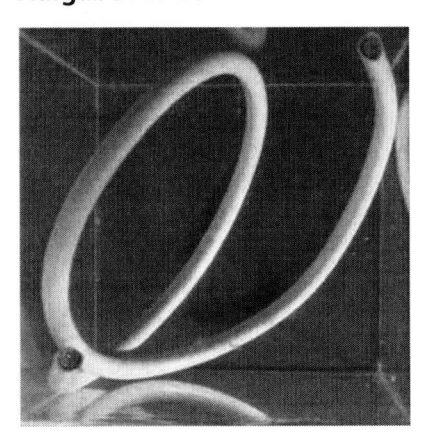

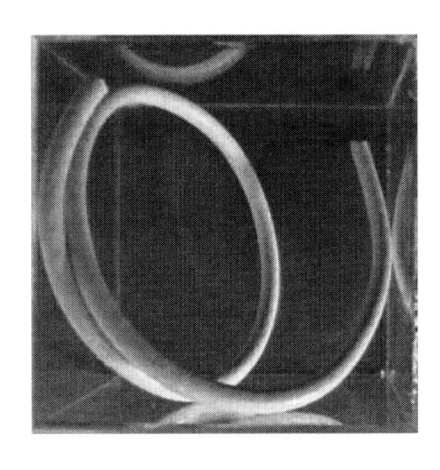

(A) : r
(B) : l
(C) : u
(D) : o
(E) : h

UNTERTEST
TEXTVERSTÄNDNIS

12. UNTERTEST TEXTVERSTÄNDNIS

12.1. ALLGEMEINES UND AUFBAU

Wie bei allen Untertests im EMS und TMS, ist es auch beim Textverständnis so, dass es zu jeder Frage nur eine richtige Antwort (A) – (E) gibt und man unabhängig vom Schweregrad stets nur einen Punkt für jede richtige Antwort bekommt. Für falsche Antworten werden keine Punkte abgezogen.

Im EMS muss man drei Texte mit jeweils sechs Fragen innerhalb von 45 Minuten bearbeiten. Im TMS sind es vier Texte mit jeweils sechs Fragen innerhalb von 60 Minuten. Durchschnittlich hat man somit sowohl im EMS als auch im TMS 15 Minuten Zeit zur Bearbeitung eines Textes, inklusive der zugehörigen sechs Fragen. Da sich die Textverständnisaufgaben jedoch in ihrem Schweregrad stark unterscheiden, solltest Du zur Bearbeitung eines leichten Textes etwas weniger Zeit und zur Bearbeitung eines schweren Textes etwas mehr Zeit einplanen.

Insgesamt kann man beim EMS maximal 18 Punkte erreichen. Auch im TMS kann man maximal 18 Punkte erreichen, da ein gesamter Text, der sogenannte „Einstreutext", inklusive der dazugehörigen sechs Fragen, nicht in die Wertung miteinfließt.

Wir werden immer wieder gefragt, ob es möglich ist herauszufinden, welcher der Texte nicht gewertet wird. Leider ist dies nicht möglich, da der „Einstreutext" keine besondere Kennzeichnung besitzt.

Bei der Auswertung des EMS 2012 zeigte sich, dass die TeilnehmerInnen beim Untertest Textverständnis, noch vor dem Untertest „Quantitative und formale Probleme", die wenigsten Punkte holten (vgl. Bericht 19 über die Durchführung und Ergebnisse des EMS 2012, Hänsgen & Spicher, 2012). Dies lässt sich zum einen darauf zurückzuführen, dass die Texte inzwischen anspruchsvoller geworden sind, zum anderen liegt es aber auch daran, dass sich viele EMS- bzw. TMS-TeilnehmerInnen kaum auf diesen Untertest vorbereiten. Deshalb ist es umso wichtiger, dass Du Dich auch auf diesen Untertest gründlich vorbereitest, denn hier kannst Du Dich von vielen Teilnehmern abheben und entscheidende Punkte sammeln.

Unsere Erfahrungen aus den letzten Jahren haben gezeigt, dass wirklich jeder in diesem Untertest ein Top-Ergebnis einfahren kann, das heißt 15-18 Punkte. Die Voraussetzung dafür ist, dass Du eine Lösungsstrategie, wie wir sie im Folgenden beschreiben, einstudierst und diese mit Hilfe möglichst vieler Übungsaufgaben kontinuierlich trainierst. Eventuell dauert es ein bis zwei Wochen, bis Du die ersten Ergebnisse siehst, aber Du wirst Dein Abschneiden in diesem Untertest definitiv deutlich verbessern. Zudem zählt die Fähigkeit, Dich mit komplexen Sachverhalten strukturiert auseinandersetzen zu können, zu den Dingen, die Du täglich im Studium und als Arzt brauchst. Dies sollte eine zusätzliche Motivation für Dich sein.

12.1.1. DEFINITION DES UNTERTESTS TEXTVERSTÄNDNIS VOM TESTHERSTELLER

„Mit Hilfe dieser Aufgabengruppe wird die Fähigkeit geprüft, umfangreiches und komplexes Textmaterial aufzunehmen und zu verarbeiten. Die Texte sind inhaltlich und grammatikalisch anspruchsvoll – sie können unter Nutzung von Notizen und Unterstreichungen erarbeitet werden. Die Abfrage erfolgt wiederum über die Auswahl einer richtigen oder falschen Aussage aus fünf vorgegebenen Aussagen. Diese Texte waren vor allem beim Übersetzen anspruchsvoll – zur Schwierigkeit gehören nicht nur die Inhalte, sondern auch die Satzstruktur." (Bericht 19 über die Durchführung und Ergebnisse des EMS 2012, Hänsgen & Spicher, 2012)

12.1.2. SCHLUSSFOLGERUNGEN AUS DER DEFINITION DES UNTERTESTS TEXTVERSTÄNDNIS

Zum einen wird klar, dass die naturwissenschaftlichen Texte, mit denen Du Dich auseinandersetzen musst, nicht nur inhaltlich äußerst komplex sind, sondern auch die Satzstruktur ist bewusst komplex gestaltet. Das heißt die Sätze sind lang, verschachtelt und mit vielen Nebensätzen und Appositionen versehen. Hinzukommt, dass Du mit zahlreichen Fachbegriffen und Fremdwörtern konfrontiert wirst, die Du nicht kennst und die teilweise auch nicht im Text erklärt werden. Dies alles dient dem Zweck, einen Text zu präsentieren, der die TeilnehmerInnen bewusst überfordert und einschüchtert.

Die meisten Teilnehmenden machen daher den Fehler, dass sie versuchen sich alles, was im Text steht, einzuprägen, um im Anschluss alle Fragen beantworten zu können. Doch leider funktioniert das nicht. Zum einen braucht man zum exakten Lesen des Textes zu viel Zeit und zum anderen kann man sich die zahlreichen Details, die in einen derartig komplexen Text gepackt sind, nicht in der kurzen Zeit merken. Diese Herangehensweise braucht viel Zeit, ist ineffektiv und ist der Grund, weshalb viele Teilnehmenden beim Textverständnis sehr schlecht abschneiden.

TIPP! Beim Textverständnis geht es darum, einen Text zu analysieren und komplexe Sachverhalte in kleinen Skizzen festzuhalten. Indem man die Struktur des Textes herausarbeitet und kleine Skizzen anfertigt, kann man die Fragen durch gezieltes Nachlesen im Text / Nachschauen in den Skizzen beantworten.

Wie Du diese Struktur schaffst, worauf Du beim Lesen des Textes zu achten hast und wie Du sinnvolle Skizzen erstellst, erklären wir im Abschnitt „Das erste Lesen des Textes".

12.1.3. WIE IST EINE TEXTVERSTÄNDNISAUFGABE IM EMS UND TMS AUFGEBAUT?

Eine Textverständnisaufgabe besteht aus einem 4000-5000 Zeichen langen Text (das entspricht in etwa einer Din-A4-Seite) mit jeweils sechs Fragen, die dazu gestellt werden. Die Texte befassen sich immer mit naturwissenschaftlichen Themen aus dem Bereich der Medizin, Biologie, Biochemie, Physiologie, etc.

Die Fragen zu den Texten lassen sich ohne Vorwissen und nur mit Hilfe des zugehörigen Textes beantworten, wobei Vorkenntnisse natürlich von Vorteil für die Bearbeitung der Fragen sind. Zudem entsprechen die Texte dem gegenwärtigen Wissensstand der Naturwissenschaften. Du musst also keine Angst haben, dass im Text falsche Sachverhalte erklärt werden, die die TeilnehmerInnen bei der Beantwortung der Fragen verwirren sollen, wie dies in verschiedenen Internetforen zu lesen ist.

TIPP! Wenn Du Vorkenntnisse zu einem Thema hast, kannst Du diese also ohne zu zögern bei der Beantwortung der Fragen einbringen.

Wichtig ist auch zu wissen, dass es verschiedene Fragestellungen gibt. Zum einen gibt es positive Fragestellungen, bei denen nach der richtigen Antwort gesucht wird, zum anderen gibt es negative Fragestellungen, bei denen nach der falschen Antwort gesucht wird. Bei negativen Fragestellungen solltest Du sehr vorsichtig sein, denn es passiert häufig, dass man bei diesen Aufgaben eine Aussage liest, sich denkt „okay, die Aussage ist richtig!" und, weil man gewohnt ist immer nach der richtigen Aussage zu suchen, denkt man die Aufgabe ist damit gelöst und setzt sein Kreuzchen. Doch leider war nach der falschen Aussage gesucht.

TIPP! Du solltest Dir daher negative Fragestellung stets markieren, um Leichtsinnsfehler zu vermeiden.

Ein weiterer Fragentyp sind Kombinationsfragen, bei denen die Richtigkeit von drei Aussagen (I., II. und III.) unabhängig voneinander überprüft werden muss. Die Antwortmöglichkeiten (A)-(E) stellen Kombinationen aus diesen Aussagen dar (z.B. „Nur Aussage I. lässt sich ableiten" oder „Alle Aussagen lassen sich ableiten").

TIPP! Hier solltest Du Dir zuerst die Aussage anschauen, die in den Antwortmöglichkeiten am häufigsten vorkommt. Falls diese Aussage eindeutig falsch ist, kannst Du bereits den Großteil der Antwortmöglichkeiten ausschließen und Dir somit viel Arbeit sparen. Manchmal reicht es dann sogar, nur noch eine weitere Aussage zu bearbeiten, um die richtige Antwort zu ermitteln.

12.1.4. WAS MAN ALLES ZUR KORREKTEN BEARBEITUNG DES UNTERTESTS TEXTVERSTÄNDNIS BRAUCHT

Da unter den Texten etwa eine halbe Din-A4-Seite Raum zur Verfügung steht, brauchst Du keine weiteren Schmierzettel für Skizzen und kleine Schaubilder. Was aber jeder unbedingt braucht, sind drei bis vier verschiedenfarbige Textmarker. Ohne Textmarker kann man eine Textverständnisaufgabe nicht effektiv bearbeiten. Daher solltest Du die Bearbeitung der Texte von Anfang an mit Textmarkern trainieren, damit das Anstreichen von wichtigen Textpassagen zur Routine wird. Dies ist eine der wenigen Hilfestellungen, die einem im EMS und TMS gewährt wird, also solltest Du sie nutzen.

12.2. LÖSUNGSSTRATEGIE

Im Grunde lässt sich die Bearbeitung der Textverständnisaufgaben in zwei Abschnitte gliedern. Zum einen gibt es das erste Lesen des Textes, bei dem es darum geht, innerhalb von ca. 7 Minuten den Text zu lesen, thematisch zu strukturieren und alle relevanten Informationen mit Hilfe von Textmarkern zu unterstreichen. Dies ist auch der Arbeitsabschnitt, bei dem Du Dich am deutlichsten verbessern kannst und auf den Du beim Training ein besonderes Augenmerk legen solltest. Innerhalb kürzester Zeit wirst Du jeden Text flüssig durchlesen und strukturieren können, ohne an jedem Fremdwort oder jeder kleinen Unklarheit hängen zu bleiben, sodass Du im Anschluss noch genügend Zeit zur Beantwortung der Fragen hast. Es geht beim ersten Lesen des Textes vor allem darum, dass Du hinterher weißt wo im Text was steht!

Allerdings werden inzwischen im EMS und TMS auch Textaufgaben gestellt, bei denen es darum geht, Regelkreise und komplexe kausale Zusammenhänge zu erkennen und zu verstehen. Bei diesen Texten ist es nicht mehr ausreichend zu wissen wo im Text was steht, sondern Du musst den Inhalt verstanden haben, um die Fragen beantworten zu können. Es ist daher besonders wichtig, Dir während des ersten Lesens dieser Texte kleine Skizzen zu machen, um komplexe Zusammenhänge übersichtlich und verständlich zusammenzufassen. Das Erstellen von Skizzen solltest Du von Beginn an einstudieren. Wie Du solche Skizzen effizient erstellst, erklären wir weiter unten anhand eines Beispiels.

Der zweite Abschnitt ist das Beantworten der Fragen. Hierbei handelt es sich im Grunde nur mehr um ein gezieltes Nachlesen im Text. Wenn Du den Text beim ersten Lesen sauber thematisch strukturiert und schematische Skizzen erstellt hast, dann geht es bei der Beantwortung der Fragen nur noch darum, im entsprechenden thematischen Abschnitt nachzulesen, ob die Aussage zutrifft oder nicht. So einfach ist das! Aber eben nur, wenn Du den Text zuvor gründlich strukturiert hast und Du Dir kleine Skizzen zur Verdeutlichung der komplexen Zusammenhänge erstellt hast.

12.2.1. DAS ERSTE LESEN DES TEXTES

Worauf musst Du also beim ersten Lesen des Textes achten? Wir werden versuchen das nun systematisch anhand von möglichst wenigen Stichpunkten zu erklären.

1. Thematische Struktur des Textes

    Das Wichtigste ist, die verschiedenen Themen, die in einem Text behandelt werden, zu erkennen, zu benennen und die Grenzen dieser Themen im Text zu markieren. Dabei ist es nicht ausreichend, Dich an die vorgegebene Struktur (Absätze, Umbrüche) des Textes zu halten. Denn je schwerer ein Text ist, desto weniger sichtbare Absätze werden zur Orientierung gegeben sein. Du solltest deshalb versuchen, den Text in möglichst viele, kleine thematische Blöcke zu zerlegen. Je genauer Du dies beim ersten Lesen machst, desto weniger Zeit brauchst Du später beim Nachlesen zu den einzelnen Fragen. Vorsicht! Häufig werden Informationen, die thematisch zu einem Block gehören, in einem thematisch fremden Zusammenhang erwähnt. Diese Informationen musst Du sichtbar in der Farbe des thematischen Blocks markieren, dem sie eigentlich zugehören oder einen Pfeil zum entsprechenden Block zeichnen, denn erfahrungsgemäß sind dies häufig die Informationen, die Du später zur Beantwortung der Fragen brauchst und dann nicht findest, da sie nicht dort stehen, wo Du sie thematisch einordnen würdest.

    Was soll man unterstreichen?
    - ✓ Fremdwörter
        (Alle Fremdwörter und Fachausdrücke inklusive ihrer Erklärung, falls vorhanden, müssen angestrichen werden)
    - ✓ Zahlen und Zahlenbereiche
        (Zahlen und Zahlenbereiche bieten sich hervorragend zum Abfragen an, deshalb anstreichen. Immer auch die Einheiten beachten, da hier häufig Fallen gestellt werden)
    - ✓ Inhaltliche Zusammenhänge
        (Wenn erklärt wird, wie eine Größe auf eine andere Einfluss nimmt, diese verändert, als Voraussetzung dafür benötigt wird oder ähnliches, dann ist das von besonderer Bedeutung und deshalb unbedingt zu markieren. Falls es sich dabei um schwer verständliche oder komplizierte Zusammenhänge handelt, unbedingt eine kleine Skizze zeichnen, um Leichtsinnsfehlern vorzubeugen.)

2. Nicht alles unterstreichen

    In unseren Kursen erleben wir es immer wieder, dass viele TeilnehmerInnen beinahe den gesamten Text mit Farben „grundieren". Dann ist der Vorteil des Hervorhebens bestimmter Passagen durch Markierung natürlich wieder dahin. Deshalb solltest Du Dich auf die oben genannten Punkte beschränken und Du wirst damit großen Erfolg haben. Es gilt die Devise: Reduktion auf das Wesentliche!!!

3. Wie zeichnet man schnell und präzise Skizzen?

Vor allem bei den Textaufgaben, in denen komplexe physiologische Regelkreise beschrieben werden, ist es von enormer Bedeutung, die kausalen Zusammenhänge im Text schnell und präzise in kleine Skizzen umwandeln zu können. Dabei gibt es zwei Regeln, die Du beachten solltest, um übersichtliche und verständliche Skizzen zu zeichnen.

a) Nur Abkürzungen verwenden

Wenn beispielsweise die Rede von der Nebennierenrinde ist, solltest Du die Abkürzung NNR verwenden, das geht schneller und ist viel übersichtlicher.

b) Symbole verwenden

Wenn beispielsweise die Rede von einer Hemmung ist, dann solltest Du nicht „hemmt" in die Skizze schreiben sondern ein „↓" oder ein „ – " verwenden. Diese Symbolik solltest Du Dir vor Beginn der Übungsaufgaben einmal überlegen und dann konsequent verwenden. Dadurch werden die Skizzen deutlich übersichtlicher und präziser.

Ein Bespiel für eine Skizze zu einem Text

Über ein negatives Feedback hemmt Testosteron im Hypothalamus die Sekretion des Gonadoliberins, welches auch Gonadotropin-Releasing Hormon genannt wird, und seinerseits die Sekretion des Luteinisierenden Hormons fördert. Dieses, in der Hypophyse produzierte, luteinisierende Hormon steigert wiederum die Produktion von Testosteron in den Leydig'schen Zwischenzellen des Hodens. Testosteron bewirkt unter anderem die Reifung der Spermatiden zu Spermien und ist somit unerlässlich für die Fortpflanzung des Organismus. Zudem stimuliert es die Freisetzung von Erythropoetin in der Niere und führt somit zu einer Aktivierung des Knochenmarks mit folglich vermehrter Bildung von Erythrozyten.

Skizze

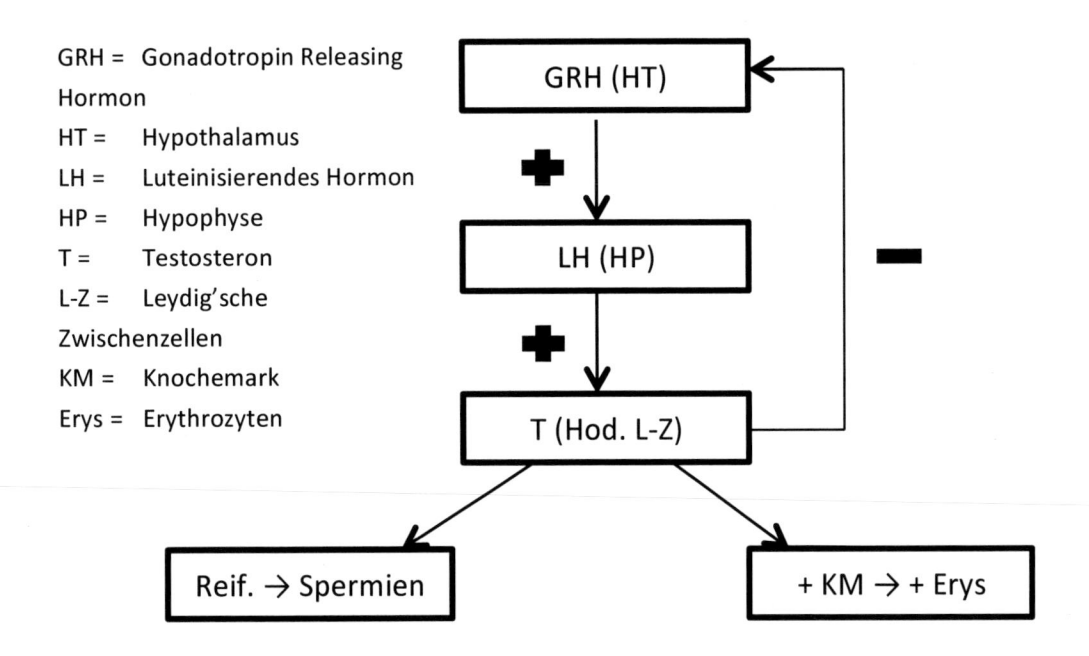

GRH = Gonadotropin Releasing Hormon
HT = Hypothalamus
LH = Luteinisierendes Hormon
HP = Hypophyse
T = Testosteron
L-Z = Leydig'sche Zwischenzellen
KM = Knochemark
Erys = Erythrozyten

```
        GRH (HT) ◄──┐
           │ +      │
           ▼        │
        LH (HP)     │ −
           │ +      │
           ▼        │
        T (Hod. L-Z) ┘
         /       \
        ▼         ▼
 Reif. → Spermien   + KM → + Erys
```

12.2.2. DAS BEANTWORTEN DER FRAGEN

Wie oben bereits erwähnt, geht es hier nur noch darum im Text nachzulesen / in einer Skizze nachzuschauen, ob eine Aussage richtig oder falsch ist. Eigentlich ganz einfach. Trotzdem solltest Du ein paar Regeln beachten, um Leichtsinnsfehler zu vermeiden.

1. **Immer die erste Frage zum Text vor dem lesen anschauen**
   Das hat den Vorteil, dass Du direkt beim ersten Lesen alle relevanten Informationen zur Beantwortung der ersten Frage separat anstreichen kannst und damit schon einen Großteil der Arbeit zur Beantwortung erledigt hast. Du kannst auch probieren, Dir mehrere Fragen am Anfang durchzulesen. Das ist Geschmackssache. Uns hat es immer nur verwirrt auf so viele Dinge gleichzeitig achten zu müssen. Aber vielleicht funktioniert es für Dich sehr gut. Deshalb beim Üben mal ausprobieren.

2. **Vorsicht bei negativen Fragestellungen**
   Negative Fragestellungen unbedingt markieren, um nicht zu vergessen, dass es eigentlich darum geht die falsche Antwort zu suchen. Dies führt SEHR häufig zu Fehlern!!

3. **Schieben statt suchen**
   Falls Du bei einer Aussage mal hängen bleibst, dann lieber überspringen und die nächste Aussage bearbeiten, bevor Du sinnlos Zeit vergeudest. Vielleicht ist die nächste Aussage eindeutig falsch oder richtig und Du musst nicht mehr weitersuchen.

4. **Nur ankreuzen, wenn man sich 100% sicher ist**
   Beim Textverständnis geht es fast immer um Details aus dem Text. Wenn Du nur den geringsten Zweifel an der Antwort hast, solltest Du Dir ein paar Sekunden Zeit nehmen und nochmal gezielt im Text nachlesen. Die meisten Fehler passieren genau dann, wenn man sich denkt „ich glaube das war so…"

5. **Skizzen**
   Je komplexer die Texte werden, desto häufiger werden komplizierte kausale Zusammenhänge und Regelkreise beschrieben, die häufig nur mit Hilfe einer Skizze korrekt zu verstehen sind. Deshalb übe von Beginn an aus dem Text heraus kleine schematische Zeichnungen nach den oben genannten Regeln anzufertigen.

6. **Im Notfall überfliegen**
   Grundsätzlich solltest Du immer wissen, wo Du im Text eine Antwort zu suchen hast oder, falls nicht, sie überspringen. Manchmal hat man aber Pech und muss nachschauen, ob sich eine Antwort ableiten lässt. Dann bietet es sich an, ein Schlüsselwort herauszupicken und dieses im Text durch grobes Überfliegen zu suchen. Jedoch ist dieses System nur für den absoluten Notfall zu empfehlen, da es sehr aufwendig und zeitintensiv ist.

12.2.3. PRAKTISCHE ÜBUNG ZUM TEXTVERSTÄNDNIS

Im Folgenden ist ein Text von leichtem bis mittlerem Schweregrad zu bearbeiten. Es geht jetzt nur darum zu versuchen, den Text innerhalb von 7-8 Minuten flüssig durchzulesen und ihn nach den oben beschriebenen Regeln zu strukturieren und die entscheidenden Passagen zu unterstreichen. Danach kannst Du Dein Ergebnis mit dem von uns bearbeiteten Text auf der nächsten Seite vergleichen und schauen, wo Du vielleicht einen Themenblock übersehen hast oder ob Du zu viel oder zu wenig unterstrichen hast. Die Fragen zum Text werden dann im nächsten Schritt bearbeitet.

Übungsaufgabe

Die Physiologie der Atmung ist geprägt durch verschiedene Atemgasvolumina der Luft in Lunge und Luftwegen. Atemluft (auch Atemzugvolumen, AZV) bezeichnet die je Atemzug eingeatmete und ausgeatmete (ventilierte) Menge Atemluft während der Ruheatmung (ca. 0,5 Liter). Das Atemzugvolumen kann bei willentlicher Ventilierung um 3 Liter erweitert werden, welche das Reservevolumen, auch Ergänzungsluft genannt, der Lunge zur Verfügung stellt. Je 1,5 Liter entfallen dabei auf das inspiratorische Reservevolumen (insp. R.; durch Einatmung) und das exspiratorische Reservevolumen (exsp. R.; durch Ausatmung). Zusammen ergeben Atemluft und Ergänzungsluft einen Vorrat von ungefähr 3,5 Litern, die der Mensch in einem Atemzug ventilieren kann. Diese Menge bezeichnet die Vitalkapazität (VC), wobei die Angabe eines „Normalwerts" für die Vitalkapazität kaum möglich ist, da diese von verschiedenen Parametern, wie Alter, Geschlecht, Körpergröße, Körperposition und Trainingszustand abhängig ist. Nach maximaler Ausatmung, d. h. auch des exspiratorischen Reservevolumens, verbleiben noch circa 1,5 Liter Luft als Residualvolumen in Atemwegen und Lunge, die nicht aktiv abgeatmet werden können. Vitalkapazität und Residualvolumen (RV) zusammengenommen, ergeben damit die Totalkapazität. Das funktionelle Residualvolumen (fRV) bezeichnet das Luftvolumen, das beim normalen Atmen in der Lunge verbleibt, also die Summe aus exspiratorischem Reservevolumen und Residualvolumen.

Das Atemzeitvolumen ist das Luftvolumen, das in einer bestimmten Zeitspanne eingeatmet und ausgeatmet wird. Es wird in l/min gemessen und definiert sich als Atmungsfrequenz multipliziert mit dem Atemzugvolumen. In Ruhe liegt es bei ungefähr 7,5 l/min. Der Atemgrenzwert (auch Minutengrenzwert) ist das bei maximalem Atemzugvolumen und maximaler Frequenz pro Minute ventilierbare Atemluftvolumen. Der Atemgrenzwert beträgt in der Regel 120 bis 170 Liter pro Minute.

Die Einsekundenkapazität (SK) ist dasjenige Volumen, das innerhalb einer Sekunde aus maximaler Inspirationslage (Atemzugvolumen + inspiratorisches Reservevolumen) forciert ausgeatmet werden kann. Die Messung der SK ist eine einfache Methode, um eine obstruktive Lungenfunktionsstörung zu erfassen. Man unterscheidet hierbei die absolute von der relativen SK. Die absolute SK (Forciertes Exspiratorisches Volumen in 1 Sekunde: FEV1) wird in Volumeneinheiten, beispielsweise in Liter, angegeben. Die individuellen Messwerte werden in Abhängigkeit von Alter, Geschlecht, Größe und Gewicht in Beziehung zu Sollwert-Standard-Tabellen gesetzt. Die relative SK (FEV1%-VC), auch Tiffeneau-Test genannt, wird in Prozent der inspiratorisch gemessenen Vitalkapazität (FEV1%IVC) oder der bei forcierter Exspiration gemessenen Vitalkapazität (FEV1%FVC) angegeben.

Die relative SK darf nur zur Beschreibung einer Obstruktion, d. h. einer Verengung im Bereich des Bronchialbaums, benutzt werden, wenn die VC im Normbereich liegt, und beträgt in der Regel 75 Prozent. Wenn bei schwerer Obstruktion, wie beispielsweise bei einer COPD (chronic obstructive pulmonary disease), aufgrund der vermehrten Atemarbeit auch die VC eingeschränkt ist, wird die relative SK falsch normal berechnet. In solchen Fällen muss die absolute SK zur Beurteilung herangezogen werden. Der Nachteil der SK-Messung ist die Abhängigkeit von der Patientenmitarbeit. Bei der obstruktiven Lungenfunktionsstörung ist der Atemwegswiderstand erhöht. Verursacht werden kann dies durch Sekret oder Fremdkörper in den Atemwegen (zum Beispiel bei chronischer Bronchitis), durch einengenden Druck von außen (zum Beispiel Tumor oder Ödeme) oder durch Emphyseme (Lungenüberblähung). Die Obstruktive Lungenfunktionsstörung zeigt sich im Tiffeneau-Test durch forcierte Exspiration, wobei das Forcierte Exspiratorische Sekundenvolumen (FEV1) erniedrigt ist, die Forcierte Vitalkapazität (FVC) aber gleich bleibt. Ebenso kann ein erhöhtes Residualvolumen sowie eine verminderte Vitalkapazität bei länger andauernder Obstruktion diagnostiziert werden. Krankheitsbilder die eine Obstruktive Ventilationsstörung verursachen sind Asthma, chronische Bronchitis sowie COPD und Fremdkörperaspiration. [3]

---

[3] Quelle (http://de.wikipedia.org/wiki/Lungenfunktion;http://de.wikipedia.org/wiki/Inspiratorisches_Reservevolumen)

Die Physiologie der Atmung ist geprägt durch verschiedene Atemgasvolumina der Luft in Lunge und Luftwegen. Atemluft (auch Atemzugvolumen, AZV) bezeichnet die je Atemzug eingeatmete und ausgeatmete (ventilierte) Menge Atemluft während der Ruheatmung (ca. 0,5 Liter).

Allgemeine Einleitung, AZV

Das Atemzugvolumen kann bei willentlicher Ventilierung um 3 Liter erweitert werden, welche das Reservevolumen, auch Ergänzungsluft genannt, der Lunge zur Verfügung stellt. Je 1,5 Liter entfallen dabei auf das inspiratorische Reservevolumen (insp. R.; durch Einatmung) und das exspiratorische Reservevolumen (exsp. R.; durch Ausatmung).

Insp.R. & exsp. R.

Zusammen ergeben Atemluft und Ergänzungsluft einen Vorrat von ungefähr 3,5 Litern, die der Mensch in einem Atemzug ventilieren kann. Diese Menge bezeichnet die Vitalkapazität (VC), wobei die Angabe eines „Normalwerts" für die Vitalkapazität kaum möglich ist, da diese von verschiedenen Parametern, wie Alter, Geschlecht, Körpergröße, Körperposition und Trainingszustand abhängig ist.

VC, abhängig von Faktoren

Nach maximaler Ausatmung, d. h. auch des exspiratorischen Reservevolumens, verbleiben noch circa 1,5 Liter Luft als Residualvolumen in Atemwegen und Lunge, die nicht aktiv abgeatmet werden können. Vitalkapazität und Residualvolumen (RV) zusammengenommen ergeben damit die Totalkapazität.

RV
Totalkapazität = VC + RV

Das funktionelle Residualvolumen (fRV) bezeichnet das Luftvolumen, das beim normalen Atmen in der Lunge verbleibt also die Summe aus exspiratorischem Reservevolumen und Residualvolumen.

fRV = exsp.R + RV

Das Atemzeitvolumen ist das Luftvolumen, das in einer bestimmten Zeitspanne eingeatmet und ausgeatmet wird. Es wird in l/min gemessen und definiert sich als Atmungsfrequenz multipliziert mit dem Atemzugvolumen. In Ruhe liegt es bei ungefähr 7,5 l/min. Der Atemgrenzwert (auch Minutengrenzwert) ist das bei maximalem Atemzugvolumen und maximaler Frequenz pro Minute ventilierbare Atemluftvolumen. Der Atemgrenzwert beträgt in der Regel 120 bis 170 Liter pro Minute.

*Atemzeitvol. = AZV * Frequenz*

Die Einsekundenkapazität (SK) ist dasjenige Volumen, das innerhalb einer Sekunde aus maximaler Inspirationslage (Atemzugvolumen + inspiratorisches Reservevolumen) forciert ausgeatmet werden kann. Die Messung der SK ist eine einfache Methode um eine obstruktive

SK = AZV + insp. R.

obstrukt.Lungenerkrankung

Lungenfunktionsstörung zu erfassen. Man unterscheidet hierbei die absolute von der relativen SK.

Die absolute SK (Forciertes Exspiratorisches Volumen in 1 Sekunde: FEV1) wird in Volumeneinheiten, beispielsweise in Liter, angegeben. Die individuellen Messwerte werden in Abhängigkeit von Alter, Geschlecht, Größe und Gewicht in Beziehung zu Sollwert-Standard-Tabellen gesetzt.

absolute SK = FEV1

Die relative SK (FEV1%VC), auch Tiffeneau-Test genannt, wird in Prozent der inspiratorisch gemessenen Vitalkapazität (FEV1%IVC) oder der bei forcierter Exspiration gemessenen Vitalkapazität (FEV1%FVC) angegeben. Die relative SK darf nur zur Beschreibung einer Obstruktion, d. h. einer Verengung im Bereich des Bronchialbaums, benutzt werden, wenn die VC im Normbereich liegt, und beträgt in der Regel 75 Prozent.

relative SK, Tiffeneau

Verwendung Tiff., Normalwerte

Wenn bei schwerer Obstruktion, wie beispielsweise bei einer COPD (chronic obstructive pulmonary disease), aufgrund der vermehrten Atemarbeit auch die VC eingeschränkt ist, wird die relative SK falsch normal berechnet. In solchen Fällen muss die absolute SK zur Beurteilung herangezogen werden. Der Nachteil der SK-Messung ist die Abhängigkeit von der Patientenmitarbeit.

COPD

Bei der obstruktiven Lungenfunktionsstörung ist der Atemwegswiderstand erhöht. Verursacht werden kann dies durch Sekret oder Fremdkörper in den Atemwegen (zum Beispiel bei chronischer Bronchitis), durch einengenden Druck von außen (zum Beispiel Tumor oder Ödeme) oder durch Emphyseme (Lungenüberblähung).

Obstruktive Lungen- funktionsstörungen,

Ursachen

Die Obstruktive Lungenfunktionsstörung zeigt sich im Tiffeneau-Test durch forcierte Exspiration, wobei das Forcierte Exspiratorische Sekundenvolumen (FEV1) erniedrigt ist, die Forcierte Vitalkapazität (FVC) aber gleich bleibt. Ebenso kann ein erhöhtes Residualvolumen sowie eine verminderte Vitalkapazität bei länger andauernder Obstruktion diagnostiziert werden.

Zeichen, Nachweis von Obstruktion

Krankheitsbilder die eine Obstruktive Ventilationsstörung verursachen sind Asthma, chronische Bronchitis sowie COPD und Fremdkörperaspiration.[4]

Krankheitsbilder

---

4 Quelle (http://de.wikipedia.org/wiki/Lungenfunktion;http://de.wikipedia.org/wiki/Inspiratorisches_Reservevolumen)

12.2.4. BESPRECHUNG DES TEXTES

Um die Absätze etwas deutlicher hervorzuheben, haben wir teilweise einen Umbruch eingefügt. Wie Du sehen kannst, ist der Text nun in viele, kleine thematische Blöcke unterteilt. Wenn nun also eine Frage, beispielsweise zur COPD gestellt wird, weißt Du sofort, dass die Antwort in den letzten beiden Abschnitten zu suchen ist. Bei einer Frage zum inspiratorischen oder exspiratorischen Reservevolumen wird die Antwort im zweiten Absatz zu finden sein. Zudem haben wir nur die wichtigsten Informationen angestrichen und somit alle Fremd-, Fachwörter, Wertangaben und inhaltlichen Zusammenhänge auf einen Blick sichtbar gemacht. Bei Dir ist es aufgrund der verschiedenen Farben sicher noch übersichtlicher. Des Weiteren haben wir bei den kurzen thematischen Blockbezeichnungen versucht Abkürzungen zu verwenden. Das solltest Du auch von Anfang an beherzigen, da Du ansonsten unnötig Zeit verlierst und der Rand unübersichtlich wird. Im Folgenden werden die ersten drei Fragen zum Text besprochen. Am Rand siehst Du, wo die gesuchte Information im Text thematisch einzuordnen ist und weshalb sie richtig oder falsch ist. Du solltest von Anfang an beherzigen, Dir zuerst zu überlegen, wo im Text die gesuchte Information thematisch einzuordnen ist, bevor Du mit der Suche beginnst. Dies spart Zeit und ist erfahrungsgemäß die effizienteste Art die Fragen zu beantworten.

1) Welche der Aussagen ist dem Text zufolge richtig?

    (A) Die Vitalkapazität ist eine konstante Größe. → *VC in Abschnitt 3, abhängig, also falsch*

    (B) Das inspiratorische Reservevolumen beträgt in etwa 3 Liter. → *Insp.R in Abschnitt 2, 1,5l, also falsch*

    (C) Die Vitalkapazität umfasst das gesamte Volumen der Lunge. → *VC Abschnitt 4, Totalkapazität, also falsch*

    (D) Bei einem Atemzeitvolumen von 7,5 Litern/min und normaler Ruheatmung kann von einer Atemfrequenz von 15 ausgegangen werden. → *Atemzeitvol. Abschnitt 6, 15*0,5 = 7,5, also richtig*

    (E) Das funktionelle Residualvolumen entspricht der Vitalkapazität. → *Muss nicht mehr überprüft werden*

2) Welche der Aussage lässt sich nicht aus dem Text ableiten? → *Negative Fragestellung, also markieren*

    (A) Das Atemzeitvolumen kann sich aus der Ruhe heraus um etwa das 20-fache steigern. → *Atemzeitvol., Abschnitt 6, 7,5 * 20 = 150, also richtig*

    (B) AZV + insp. R. + exsp. R. entsprechen der VC. → *VC, Abschnitt 3, richtig*

    (C) Die Differenz zwischen der VC und dem fRV entspricht dem AZV + insp. R.. → *In VC ist RV nicht enthalten, in fRV schon, also keine Differenz bildbar, also falsch*

    (D) Die absolute SK wird in Volumen/Sekunde angegeben. → *Da C eindeutig falsch, kein weiteres prüfen von D und E nötig*

    (E) Bronchitis verursacht eine erniedrigte FEV1.

3) Welche Aussage(n) lassen sich aus dem Text ableiten? → *Aussagen I., II. und III. alle gleich häufig, deshalb ist es egal mit welcher Aussage man anfängt.*

    I. Die FEV1 beträgt in der Regel die Hälfte der VC. → *FEV1, Abschnitt 8 & 9, 75%, also falsch*

    II. In Ruhe wird in etwa das halbe Lungenvolumen ventiliert. → *AZV, Abschnitt 1, 0,5l, also falsch*

    III. Die Differenz zwischen der fRV und der RV ist das exsp. R.. → *fRV, Abschnitt 5, fRV = exsp. R + RV, also richtig*

    (A) Keine der Aussagen lässt sich ableiten.
    (B) Nur Aussage I lässt sich ableiten.
    (C) Nur Aussage III lässt sich ableiten. ← *Also ist Antwort C richtig*
    (D) Nur die Aussagen I und II lassen sich ableiten.
    (E) Nur die Aussagen II und III lassen sich ableiten.

Bei den restlichen drei Fragen sollst Du dieses strukturierte Vorgehen selbst ausprobieren. Die Antworten zu diesen Fragen und zu den zwölf Fragen der beiden Übungstexte sind am Ende dieses Kapitels aufgeführt.

4) Welche Aussage ist dem Text zufolge richtig?
   (A) Der Tiffeneau-Test ist unabhängig von der VC.
   (B) Wenn die SK erniedrigt ist, ist der Atemwegswiderstand erhöht.
   (C) Vorteil der SK ist, dass sie auch am bewusstlosen Patienten durchführbar ist.
   (D) Die absolute SK ist bei COPD Patienten mit erniedrigter VC keine Alternative zur Diagnose obstruktiver Lungenerkrankungen.
   (E) Die Lungenvolumina sind unabhängig von der Körperposition.

5) Welche der Aussage lässt sich nicht aus dem Text ableiten?
   (A) Die maximale SK entspricht AZV + insp. R. + RV.
   (B) Der Atemgrenzwert beschreibt das maximale Atemzeitvolumen.
   (C) Bei einer obstruktiven Lungenerkrankung erniedrigt sich die FEV1.
   (D) Das AZV beträgt im Schnitt um die 0,5 Liter.
   (E) Die Totalkapazität entspricht VC + RV.

6) Welche Aussage(n) lassen sich aus dem Text ableiten?
   I. Die forcierte Vitalkapazität verändert sich beim Tiffeneau-Test bei einer obstruktiven Lungenerkrankung in der Regel nicht.
   II. Asthma kann zu einer erniedrigten SK führen.
   III. Das RV entspricht ungefähr einem Drittel der Totalkapazität.

   (A) Keine der Aussagen lässt sich ableiten.
   (B) Nur Aussage I lässt sich ableiten.
   (C) Nur Aussage II lässt sich ableiten.
   (D) Nur die Aussagen I und II lassen sich ableiten.
   (E) Alle Aussagen lassen sich ableiten.

12.3. TRAININGSPENSUM UND -ANLEITUNG

Im Anschluss sind noch zwei weitere Texte inklusive der sechs Fragen zum Einstudieren der oben beschriebenen Strategie. Es ist zu empfehlen, Dir zusätzliches Übungsmaterial zu besorgen, um Routine im Umgang mit diesen komplexen Texten zu bekommen. Hierzu empfehlen wir unser „Übungsheft Textverständnis". Nähere Informationen zu diesem Buch findest Du im Kapitel Bücherempfehlung.

Unabhängig davon kannst Du Dir ein Fachmagazin, wie beispielsweise „Spektrum der Wissenschaft", kaufen und die Fachartikel in diesem Magazin nach den oben genannten Stichpunkten strukturieren. Die Texte müssen jedoch sehr komplex sein, um einen Übungseffekt zu haben.

Zur weiteren Vorbereitung ist es zu empfehlen, vier Mal pro Woche je einen Text inklusive Fragen unter Zeitdruck (15 Minuten) zu bearbeiten und im Anschluss weitere 10 Minuten zur Nachbearbeitung einzuplanen.

> **Merkbox**
>
> ✓ Beim ersten Lesen geht es darum, den Text zu strukturieren und komplexe Sachverhalte in kleinen Skizzen festzuhalten.
> ✓ Reduktion auf das Wesentliche: Nur Fremdwörter, Fachbegriffe, Zahlen/Zahlenbereiche und inhaltliche Zusammenhänge unterstreichen.
> ✓ Das Anfertigen von Skizzen von Beginn an üben, um möglichst schnell und effizient zu werden.
> ✓ Das Lesen der ersten Frage(n) vor dem Lesen des Textes kann die Bearbeitung der Frage(n) erleichtern.
> ✓ Immer mit Textmarkern arbeiten.
> ✓ Immer unter Zeitdruck (15 Minuten) trainieren und die Texte nachbearbeiten.

12.4. ÜBUNGSAUFGABEN

Als Mitose (auch Karyokinese) bezeichnet man den Vorgang der Zellkernteilung bei Zellen eines eukaryotischen Lebewesens, der durch sogenannte Mitogene ausgelöst wird. Im Anschluss an die Kernteilung erfolgt meistens die Teilung des Zellleibs (Zytokinese), sodass aus einer Zelle zwei identische Tochterzellen entstehen. Mitose und Zytokinese werden auch als M-Phase zusammengefasst. Mit den jeweils zwischen zwei M-Phasen liegenden Interphasen bilden sie den Zellzyklus. Während der Interphase werden die Chromosomen (Träger der Erbinformation) und die darin enthaltene DNA verdoppelt (DNA-Replikation), sodass bei der Mitose identische Chromosomen auf die Tochterkerne verteilt werden können. Die Mitose ermöglicht also, dass beide Tochterzellkerne die gleiche Anzahl an Chromosomen und damit die gleiche Erbinformation erhalten. Ein Chromosom, das nach einer Mitose zunächst aus einem Chromatid besteht, hat nach der Verdopplung in der Interphase zwei Chromatiden, die am Centromer zusammenhängen. Bei ein- bis wenigzelligen Eukaryoten (Protisten) ist die Mitose zusammen mit der Zytokinese Grundlage der Vermehrung. Bei vielen Protisten verläuft die Mitose wie bei den mehrzelligen Eukaryoten als offene Mitose, das heißt die Kernhülle wird vorübergehend aufgelöst. Eine Ausnahme bilden die Dinoflagellaten, bei denen eine geschlossene Mitose, ohne Auflösung der Kernmembran stattfindet. Bei mehrzelligen Eukaryoten ist die Mitose die Voraussetzung für die Bildung eines neuen Zellkerns und somit üblicherweise auch für die Bildung neuer Zellen. In mehrzelligen Organismen wie dem Menschen findet die Zellteilung nicht mehr bei allen Zellen statt. Hier verbleibt die Zelle in der sogenannten G0-Phase, so dass die DNA gar nicht erst repliziert wird. Erythrozyten beispielsweise können sich nicht mehr teilen, da ihr Zellkern fehlt und damit keine Mitose eingeleitet werden kann. Epidermalzellen hingegen vermehren sich wesentlich häufiger als der Durchschnitt. Eine Mitose dauert bei menschlichen Zellen in der Regel etwa eine Stunde (im Vergleich dauert die Interphase von sich fortlaufend teilenden Zellen insgesamt durchschnittlich 24 Stunden). Im Vergleich hierzu ist die Mitose bei Fliegen teilweise nur 8 Minuten lang.

Die Interphase wird chronologisch in die G_1-/ G_0-, S- und G_2-Phase aufgeteilt. In der G_1-Phase, beginnt die Zelle wieder zu wachsen, Zellbestandteile werden ergänzt. Die nachfolgende S-Phase wird durch Produktion von mRNA für Histone und Replikationsenzyme (DNA-Polymerasen, Ligasen) vorbereitet. Der Vorrat an Desoxyribonukleosid-Triphosphaten steigt. In der G_1-Phase liegen die Chromosomen mit einem Chromatid vor. Die G_0-Phase, oder Ruhephase, ist der Zustand ausgereifter, ausdifferenzierter, nicht mehr teilungsfähiger Zellen, die daher in der G_1-Phase verbleiben, die dann als G_0-Phase bezeichnet wird. Zu diesen Zellen zählen beispielsweise Nervenzellen, Muskelzellen. Einige Zelltypen verbleiben nach ihrer Ausdifferenzierung für Wochen oder Monate in der G_0-Phase, können aber dann wieder in die G_1-Phase zurückkehren und sich teilen. Beispiele hierfür sind Leberzellen oder Lymphozyten. In der S-Phase oder Synthesephase findet die Replikation der DNA statt. Danach hat jedes Chromosom zwei Chromatiden. Diese Phase dauert ca. 7 Stunden. In der G_2-Phase, oder prämitotische Phase bereitet sich die Zelle auf die Mitose vor. In Geweben lösen sich die Zellkontakte zu den Nachbarzellen, die Zelle rundet sich ab und vergrößert sich durch Flüssigkeitsaufnahme. Es werden verstärkt zellteilungsspezifische Proteine synthetisiert, um die nachfolgende Mitose vorzubereiten. Die mittlere Dauer beträgt 3 bis 4 Stunden.

Eine Sonderform der Kernteilung vollziehen die Keimzellen: Sie entstehen durch eine in zwei Teilungsschritten ablaufende Teilung, die man Meiose bzw. Reifeteilung oder Reduktionsteilung nennt und bei der aus einer diploiden Ausgangszelle vier haploide Zellen entstehen. Darunter versteht man eine besondere Form der Zellkern-Teilung, bei der im Unterschied zur gewöhnlichen Kernteilung, der Mitose, die Zahl der Chromosomen halbiert wird. Damit einher geht gewöhnlich eine Rekombination, also eine neue Zusammenstellung der elterlichen Chromosomen. Die Meiose vollzieht sich immer in zwei Teilungsschritten. In der Regel erfolgt nach beiden Teilungsschritten je eine Zellteilung, was zur Bildung von vier Einzelzellen führt, die als Keimzellen oder Gameten bezeichnet werden. Die Halbierung des Ploidiegrads (d. h. der Anzahl der Chromosomensätze) ist eine Voraussetzung für die geschlechtliche Fortpflanzung, da sich sonst die Chromosomenzahl mit jeder Generation verdoppeln würde.[5]

7) Welche Aussage bezüglich der Mitose lässt sich aus dem Text nicht ableiten?
   (A) Die Dauer der Mitose variiert zwischen den Lebewesen.
   (B) Bei der Mitose wird stets die Kernmembran aufgelöst.
   (C) Die Mitose findet nicht in allen Zellen statt.
   (D) Sie wird durch Mitogene ausgelöst.
   (E) Zusammen mit der Zytokinese bildet sie die M-Phase.

---

5 Quelle (http://de.wikipedia.org/wiki/Mitose; http://de.wikipedia.org/wiki/Zellzyklus)

8) Welche Aussage(n) sind dem Text zufolge richtig?
   I. Zu Beginn der Interphase bestehen die Chromosomen aus zwei Chromatiden.
   II. Lymphozyten verbleiben nach ihrer Ausdifferenzierung dauerhaft in der G_0-Phase.
   III. Alle menschlichen Zellen besitzen einen Zellkern.

   (A) Keine der Aussagen lässt sich ableiten.
   (B) Nur Aussage I lässt sich ableiten.
   (C) Nur Aussage II lässt sich ableiten.
   (D) Nur Aussage III lässt sich ableiten.
   (E) Nur Aussage I und III lassen sich ableiten.

9) Welche Aussage zur Interphase lässt sich aus dem Text ableiten?
   (A) In der S-Phase lösen sich die Zellkontakte zu den Nachbarzellen.
   (B) Erythrozyten sind nicht Teilungsfähig weil ihr Zellkern in der G_0-Phase ist.
   (C) In der G_2-Phase wird mRNA für Histone und Replikationsenzyme gebildet.
   (D) Nach der S-Phase hat jedes Chromosom zwei Chromatiden.
   (E) Die S-Phase ist der kürzeste Abschnitt der Interphase.

10) Welche Aussage bezüglich der Meiose lässt sich aus dem Text nicht ableiten?
    (A) Gameten vollziehen eine Meiose.
    (B) Hierbei wird der Chromosomensatz halbiert und die Zellzahl verdoppelt.
    (C) Sie ist meist kombiniert mit der Rekombination der Chromosomen.
    (D) Sie läuft immer in zwei Stufen ab.
    Die Halbierung des Ploidiegrads ist essentiell für die geschlechtliche Fortpflanzung.

11) Welche Aussage(n) sind dem Text zufolge richtig?
    I. Unter offener Mitose versteht man z. B. die Mitose bei Dinoflagellaten.
    II. Zellen, die einmal in die G_0-Phase eingetreten sind, bleiben dauerhaft teilungsunfähig.
    III. Die Chromosomen einer Muskelzelle bestehen aus 2 Chromatiden.

    (A) Keine der Aussagen lässt sich ableiten.
    (B) Nur Aussage I lässt sich ableiten.
    (C) Nur Aussage II lässt sich ableiten.
    (C) Nur Aussage III lässt sich ableiten.
    (E) Nur Aussage I und III lassen sich ableiten.

12) Welche Aussage lässt sich aus dem Text ableiten?
    (A) Keimzellen haben nach der Meiose einen diploiden Chromosomensatz.
    (B) Protisten vollziehen eine geschlossene Mitose.
    (C) Bei der Zytokinese werden die Chromosomen verdoppelt.
    (D) Die Karyokinese ist Teil der M-Phase.
    (E) Erythrozyten teilen sich durchschnittlich häufiger als Epidermalzellen.

Katecholamine oder Brenzcatechinamine sind eine Klasse von körpereigenen und künstlichen Stoffen, die an den sympathischen Adrenozeptoren des Herz-Kreislaufsystems und des vegetativen Nervensystems eine zumeist anregende Wirkung haben. Katecholamine fungieren somit als Hormone, die pharmazeutisch zu den Sympathomimetika gezählt werden. Im Speziellen fasst man unter dem Begriff Katecholamin die körpereignen Hormone und Neurotransmitter Adrenalin, Noradrenalin und Dopamin, sowie die Arzneistoffe Isoprenalin, Dobutamin und Dopexamin zusammen. Die Ansatzpunkte der Katecholamine im Körper sind die α- und β-Adrenozeptoren, zu denen Adrenalin und Noradrenalin eine unterschiedliche Affinität (Bindungsstärke) besitzen und die im Körper ungleich verteilt sind.

$α_1$-Adrenozeptoren kommen in hoher Dichte im Zentralnervensystem, im sympathisch innervierten Gewebe und insbesondere im kardiovaskulären System und im Urogenitaltrakt vor. Die Stimulierung glattmuskulärer $α_1$-Adrenozeptoren in Blutgefäßen führt über die Aktivierung der Phospholipase C zu einer Freisetzung von Inositoltriphosphat (IP_3) welches wiederum intrazellulär am endoplasmatischen Retikulum die Freisetzung von Calcium-Ionen in die Zelle bewirkt, wodurch es zu einer Vasokonstriktion kommt, die wiederum zu einer Steigerung des Blutdrucks führt. Eine Kontraktion der Organe des Urogenitaltraktes wie beispielsweise der Prostata und des inneren Schließmuskels wird ebenfalls durch $α_1$-Adrenozeptoren vermittelt und kann somit zum Harnverhalt führen.

β-Adrenozeptoren kommen in hoher Dichte im Herzen, in der glatten Muskulatur und im Fettgewebe vor. Eine Aktivierung von β-Adrenozeptoren durch Katecholamine führt über eine Kopplung der gebundenen G-Proteine zu einer Aktivierung nachgeschalteter Signaltransduktionswege. Alle β-Adrenozeptoren sind in der Lage über G_s die Adenylylcyclase zu aktivieren, welche die Konzentration an cAMP im Zytosol der Zelle erhöht und über diese Konzentrationserhöhung die Proteinkinase A aktiviert. Eine Signaltransduktion über $G_{i/o}$-Proteine konnte für $β_2$- und $β_3$-Adrenozeptoren nachgewiesen werden, wobei hierbei Kaliumkanäle geöffnet werden, welche einer Erregung der Zellen entgegenwirken. Im menschlichen Organismus ist der $β_1$-Adrenozeptor insbesondere im Herz zu finden. Dort ist er mit einem Anteil von 70 bis 80 % der dominierende β-Adrenozeptor und wirkt unter anderem positiv auf die Inotropie (Schlagkraft), Lusitropie (Muskelentspannung) und Chronotropie (Schlagfrequenz) des Herzens, wodurch das Herzzeitvolumen, das dem Produkt aus Herzfrequenz und Herzschlagvolumen entspricht, ansteigt. Zudem findet er sich auch auf Zellen in der Niere, den juxtaglomerulären Zellen, wieder wo seine Aktivierung die Freisetzung von Renin bewirkt. In den glatten Muskelzellen der Bronchiolen und der Arteriolen vermitteln $β_2$-Rezeptoren die Aktivierung der Proteinkinase A, die dort die MLCK durch Phosphorylierung inhibiert und so eine Erschlaffung der Muskulatur zur Folge hat, wodurch sich die Luftwege und arteriellen Gefäße wieder weiten. Diese vielfältigen Wirkungsmechanismen der Adrenozeptoren werden pharmazeutisch beispielsweise bei der Therapie der arteriellen Hypertension oder der Koronaren Herzkrankheit genutzt, bei der sogenannte Beta-Blocker eingesetzt werden, die die Wirkung der Katecholamine am Herzen deutlich vermindern. Die Biosynthese der körpereigenen Katecholamine, findet im Nebennierenmark und im Nervensystem statt. Sie geht von der Aminosäure Tyrosin aus, die zunächst mittels des Enzyms Tyrosinhydroxylase zu L-Dopa umgewandelt wird. Im nächsten Schritt entsteht aus L-Dopa mithilfe der aromatische-L-Aminosäure-Decarboxylase Dopamin. Dopamin kann in einem weiteren Schritt zu Noradrenalin hydroxyliert werden, wozu die Dopaminhydroxylase gebraucht wird. Den optionalen letzten Schritt, die Methylierung von Noradrenalin zu Adrenalin, katalysiert die Noradrenalin-N-Methyltransferase. [6]

13) Welche Aussage lässt sich nicht aus dem Text ableiten?
   (A) Katecholamine werden aus Tyrosin gebildet.
   (B) Im Nervensystem sind vor allem α1-Adrenozeptoren vorhanden.
   (C) Die Aktivierung der Adenylylcyklase führt zur Erschlaffung der Muskulatur.
   (D) Die Bindungsstärke der Katecholamine zu den jeweiligen Adrenozeptoren kann variieren.
   (E) Dobutamin hat eine den Puls senkende Wirkung.

14) Bei einem Asthmaanfall kommt es zu einer spastischen Kontraktion der Bronchien mit konsekutivem Verschluss der Atemwege. Welcher Therapieansatz kann dem Text zufolge zu einer Besserung der Symptomatik führen?
   (A) Aktivierung der β1-Adrenozeptoren.
   (B) Hemmung der β1-Adrenozeptoren.
   (C) Aktivierung der β2-Adrenozeptoren.
   (D) Hemmung der β2-Adrenozeptoren.
   (E) Aktivierung der α1-Adrenozeptoren.

---

6   Quelle (http://de.wikipedia.org/wiki/Katecholamine; http://de.wikipedia.org/wiki/Alpha-1-Adrenozeptor; http://de.wikipedia.org/wiki/Beta-Adrenozeptor)

15) Welche Aussage(n) lassen sich aus dem Text ableiten?
   I. Sympathomimetika können zu höheren cAMP-Spiegel in der Zelle führen.
   II. Bei der Biosynthese der Katecholamine wird im letzten Schritt Noradrenalin stets zu Adrenalin umgewandelt.
   III. Alle β-Adrenozeptoren haben dieselben Signaltransduktionswege.

   (A) Keine Aussage lässt sich ableiten.
   (B) Nur Aussage I lässt sich ableiten.
   (C) Nur die Aussagen I und II lassen sich ableiten.
   (D) Nur die Aussagen I und III lassen sich ableiten.
   (E) Alle Aussagen lassen sich ableiten.

16) Patienten mit einer Benignen Prostatahyperplasie leiden darunter, dass das Wasserlassen aufgrund der vergrößerten Prostata mechanisch erschwert wird, da der Druck auf die Harnröhre diese von außen komprimiert und verschließt. Welcher Wirkstoff könnte dem Text zufolge diesen Harnverhalt am ehesten günstig beeinflussen?
   (A) Bisoprolol (hemmende Wirkung am β1-Adrenozeptor)
   (B) Salbutamol (aktivierende Wirkung am β2-Adrenozeptor)
   (C) Adrenalin (aktivierende Wirkung an allen Adrenozeptoren)
   (D) Phenylephrin (aktivierende Wirkung am α1-Adrenozeptor)
   (E) Tamsulosin (hemmende Wirkung am α1-Adrenozeptor)

17) Bei der Therapie der Koronaren Herzkrankheit ist welches Präparat dem Text zufolge sicher am besten geeignet?
   (A) Bisoprolol (hemmende Wirkung am β1-Adrenozeptor)
   (B) Salbutamol (aktivierende Wirkung am β2-Adrenozeptor)
   (c) Adrenalin (aktivierende Wirkung an allen Adrenozeptoren)
   (D) Phenylephrin (aktivierende Wirkung am α1-Adrenozeptor)
   (E) Tamsulosin (hemmende Wirkung am α1-Adrenozeptor)

18) Welche Aussage(n) lassen sich aus dem Text ableiten?
   I. β1-Adrenozeptor können über Kaliumkanäle Einfluss auf die Erregbarkeit von Zellen nehmen.
   II. Dobutamin aktiviert als körpereigenes Katecholamin Adrenozeptoren.
   III. Das Herzzeitvolumen wird durch Sympathomimetika gesteigert.

   (A) Keine Aussage lässt sich ableiten.
   (B) Nur Aussage III lässt sich ableiten.
   (C) Nur die Aussagen II und III lassen sich ableiten.
   (D) Nur die Aussagen I und III lassen sich ableiten.
   (E) Alle Aussagen lassen sich ableiten.

UNTERTEST
MEDIZINISCH-NATURWISSENSCHAFTLICHES GRUNDVERSTÄNDNIS

13. UNTERTEST MEDIZINISCH-NATURWISSENSCHAFTLICHES GRUNDVERSTÄNDNIS

13.1. ALLGEMEINES UND AUFBAU

Im EMS werden hier 20 Aufgaben in 50 Min. gestellt und im TMS 24 Aufgaben in 60 Min. In diesen Aufgaben werden kurze und knapp gehaltene Sachverhalte geschildert, die einen medizinischen oder naturwissenschaftlichen Inhalt haben. Zu jedem Text werden dann drei oder fünf Aussagen getätigt, die es auf ihre Richtigkeit zu überprüfen gilt. Die Aufgabenstellung ähnelt also dem Untertest Textverständnis, jedoch sind die Texte hier bedeutend kürzer. Sachkenntnisse sind hierbei ebenso nicht von Nöten, da alle Fremdworte und Fachtermini erklärt werden. Speziell in diesem Untertest kann aber Vorwissen v.a. aus dem Bereich Physiologie von Vorteil sein, da sich dann die Aufgaben bedeutend leichter lösen lassen.

In diesem Untertest soll geprüft werden, ob Du einerseits die Informationen aus dem Text aufnehmen kannst und andererseits, ob Du dazu in der Lage bist, richtige Schlussfolgerungen daraus zu ziehen.

Es werden **Themen aus drei Gebieten** gestellt:
1. Vorgänge im menschlichen Organismus, z.B. Regulierung des Säure-Basenhaushalts, des Blutdrucks oder der Herzfrequenz.
2. Anatomische Verläufe und Versorgungsgebiete von Nerven oder Blutgefäßen.
3. Bilanzierung von aufgenommenen und abgegebenen Stoffen im Rahmen bestimmter Stoff-wechselprozesse.
(Vgl. Test Info´07. Version A. Eignungstest für das Medizinstudium (EMS)., 2007)

13.2. BEARBEITUNGSTIPPS

Bei diesem Untertest kann man sich mit strukturiertem Vorgehen viel Zeit sparen. Wie solltest Du demnach am besten an die Aufgaben herangehen?
1. **Aktives Lesen**
   Du solltest die Zeit beim ersten Lesen dafür nutzen, wichtige Zahlen, Daten und Namen zu unterstreichen, um damit den Sachverhalt zu strukturieren. Wichtig ist in diesem Zusammenhang Verben hervorzuheben, die eine Beziehung zwischen verschiedenen Begriffen herstellen. Solche Verben sind z.B. „verringern", „verstärken", „hemmen", „stimulieren", „setzen sich zusammen aus", „entsteht in", „wirken" etc.

2. **Skizze anfertigen!**
Bei komplizierten Zusammenhängen, die v.a. bei den schwierigen Aufgaben gestellt werden, kann es der Übersicht wegen sehr hilfreich sein, die Beziehungen graphisch darzustellen. Komplexe Aufgaben zur Anatomie, Stoffwechselabläufen oder Regelkreisen lassen sich dadurch schnell vereinfachen. Es empfiehlt sich jedoch nicht, für jede Aufgabe gewohnheitsgemäß eine Skizze zu zeichnen. Das würde zu viel Zeit in Anspruch nehmen. Daher solltest Du Dich auf die komplexen Aufgaben beschränken.

3. **Kombinationsantworten zum eigenen Vorteil nutzen**
Bei Kombinationsantworten ist es hilfreich, Dir zuerst die Aussage vorzunehmen, die am häufigsten in den fünf Antwortmöglichkeiten vorkommt. Soll Aussage I in Antwort (A), (B) und (E) überprüft werden, so lohnt es sich mit dieser Aussage zu beginnen. Wenn sie falsch ist, kann nur noch Antwort (C) oder (D) die gesuchte sein. Es reicht dann also, noch die Aussage (C) zu überprüfen und im Ausschlussverfahren dann (D) anzukreuzen. Vgl. TMS I Nr. 32, Nr. 37, Nr. 43, Nr. 45, Nr. 48.

13.3. BEISPIELAUFGABEN UND EINÜBEN DER STRATEGIE

Im Folgenden haben wir Beispielaufgaben erstellt, die das Einüben der Strategie verdeutlichen sollen.
1) Venen transportieren Blut aus der herzfernen Umgebung zum Herzen und von der Oberfläche in die Tiefe. Die Vena femoralis („Oberschenkelvene") ist ein kräftiges, venöses Blutgefäß, das den Verlauf der Vena poplitea fortsetzt, die längs der Kniekehle verläuft. Sie zählen zu den tiefen Beinvenen. In ihrem körpernahen Abschnitt tritt die Vena femoralis gemeinsam mit der oberflächlich liegenden Arteria femoralis und dem Nervus genitofemoralis unter dem Leistenband hindurch. Kurz zuvor nimmt sie die Vena profunda femoris aus der Tiefe des Oberschenkels und die oberhalb der Muskelfaszie verlaufende Vena saphena magna auf, die zu den oberflächlichen Beinvenen gehört. Eine Thrombose ist ein Blutgerinsel in einem Gefäß, welches den Blutfluss zurückstaut und hauptsächlich in den tiefen Beinvenen auftritt.

Welche der folgenden Aussagen trifft demnach zu?
(A) Bei einer Thrombose der Oberschenkelvene in Höhe des Leistenbandes kommt es zum Rückstau des Blutes in die oberflächlichen und tiefen Beinvenen.
(B) Wegen der relativ tiefen Lage ist die Arteria femoralis unter dem Leistenband schlecht zu ertasten.
(C) Eine tiefe Beinvenenthrombose findet sich vornehmlich in der Vena saphena magna.
(D) Die Vena profunda femoris mündet in die Vena poplitea.
(E) Die Flussrichtung der Vena saphena magna verläuft von der tief verlaufenden Vena femoralis in Richtung Oberfläche.

Ein Vorschlag für die Bearbeitung

1. Schritt: Aktives Lesen

Folgende Begriffe könntest Du unterstreichen, um Dir den Text zu strukturieren.

Venen transportieren Blut aus der herzfernen Umgebung zum Herzen und von der Oberfläche in die Tiefe. Die Vena femoralis („Oberschenkelvene") ist ein kräftiges venöses Blutgefäß, das den Verlauf der Vena poplitea fortsetzt, die längs der Kniekehle verläuft. Sie zählen zu den tiefen Beinvenen. In ihrem körpernahen Abschnitt tritt die Vena femoralis gemeinsam mit der oberflächlich liegenden Arteria femoralis und dem Nervus genitofemoralis unter dem Leistenband hindurch. Kurz zuvor nimmt sie die Vena profunda femoris aus der Tiefe des Oberschenkels und die oberhalb der Muskelfaszie verlaufende Vena saphena magna auf, die zu den oberflächlichen Beinvenen gehört. Eine Thrombose ist ein Blutgerinnsel in einem Gefäß, welche den Blutfluss zurückstaut und hauptsächlich in den tiefen Beinvenen auf.

2. Schritt: Skizze anfertigen

Nach dieser Gliederung des Textes, könntest Du folgende Skizze anfertigen, um Dir eine bessere Übersicht über die Lage der anatomischen Strukturen zu verschaffen.

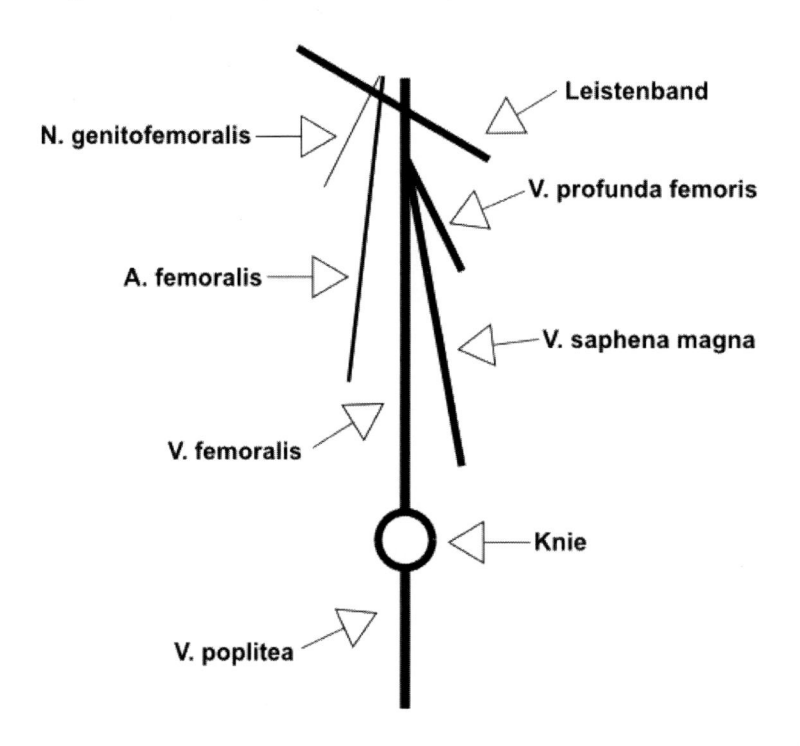

3. Schritt: Kombinationsantworten zum eigenen Vorteil nutzen.

Da hier keine Kombinationsantworte gegeben wurden, kannst Du Dich direkt auf die Aussagen stürzen.

Aussage (A): Diese Antwort ist korrekt, da sich a) bei einer Thrombose das Blut zurückstaut und b) bereits vor dem Leistenband die oberflächlichen Venen in die tiefen gemündet haben und somit ein Gerinnsel in beide Anteile rückstaut. **Aussage (B):** Falsch, die Arteria femoralis liegt tief. **Aussage (C):** Falsch, die Thrombosen treten v.a. im tiefen System auf. **Aussage (D):** Falsch, die V. profunda femoris mündet in die V. femoralis. **Aussage (E):** Falsch, die Flussrichtung ist von der Oberfläche in die Tiefe.

2) Der Pupillenlichtreflex stellt die unwillkürliche Anpassung der Pupille des Auges auf veränderte Lichtverhältnisse der Umgebung dar. Durch diese reflektorische Regelung des Lichteinfalls durch die Pupille wird eine rasche Anpassung an plötzliche Wechsel der Helligkeit gewährleistet. Dem Pupillenreflex liegt dabei ein komplexer Reflexbogen zugrunde. Der vermehrte Lichteinfall wird dabei von lichtempfindlichen Rezeptoren der Netzhaut des Auges über den Nervus opticus und den Tractus opticus zur Area pretectalis geleitet. Von dort aus wird die Information an die Edinger-Westphal-Kerne beider Mittelhirnhälften, sowohl links als auch rechts, weitergeleitet. In den Edinger-Westphal-Kernen kommt es nun zu einer Umschaltung auf die parasympathischen Anteile des jeweils gleichseitigen N. oculomotorius, der im weiteren Verlauf über das Ganglion ciliare zum gleichseitigen Musculus sphincter pupillae zieht und diesen kontrahiert, wodurch sich die Pupille verengt.

Welche Aussage(n) zur Prüfung des Pupillenreflexes lassen sich aus dem Text ableiten:
I. Bei Durchtrennung des Nervus opticus des linken Auges, kommt es bei Beleuchtung des rechten Auges zu keiner Verengung der Pupille des linken Auges.
II. Bei Durchtrennung des N. oculomotorius des rechten Auges kommt es bei Beleuchtung des rechten Auges zu einer Verengung der linken Pupille.
II. Die Durchtrennung des Tractus opticus eines Auges führt zur Pupillenstarre des gleichen Auges.

(A) Keine Aussage lässt sich ableiten.
(B) Nur Aussage II lässt sich ableiten.
(C) Nur die Aussagen II und III lassen sich ableiten.
(D) Nur die Aussagen I und II lassen sich ableiten.
(E) Alle Aussagen lassen sich ableiten.

Ein Vorschlag zur Bearbeitung der Aufgabe

1. Schritt: Aktives Lesen

Es werden wieder die wichtigen Begriffe im Text markiert und Verben, die einen Zusammenhang herstellen, unterstrichen.

Der Pupillenlichtreflex stellt die unwillkürliche Anpassung der Pupille des Auges auf veränderte Lichtverhältnisse der Umgebung dar. Durch diese reflektorische Regelung des Lichteinfalls durch die Pupille wird eine rasche Anpassung an plötzliche Wechsel der Helligkeit gewährleistet. Dem Pupillenreflex liegt dabei ein komplexer Reflexbogen zugrunde. Der vermehrte Lichteinfall wird dabei von lichtempfindlichen **Rezeptoren** der **Netzhaut** des Auges über den Nervus opticus und den Tractus opticus zur Area pretectalis geleitet. Von dort aus wird die Information an die Edinger-Westphal-Kerne beider Mittelhirnhälften, sowohl links als rechts, weitergeleitet. In den Edinger-Westphal-Kernen kommt es nun zu einer Umschaltung auf die parasympathischen Anteile des jeweils gleichseitigen N. oculomotorius, der im weiteren Verlauf über das Ganglion ciliare zum gleichseitigen Musculus sphincter pupillae zieht und diesen kontrahiert, wodurch sich die Pupille verengt.

2. Schritt: Skizze anfertigen

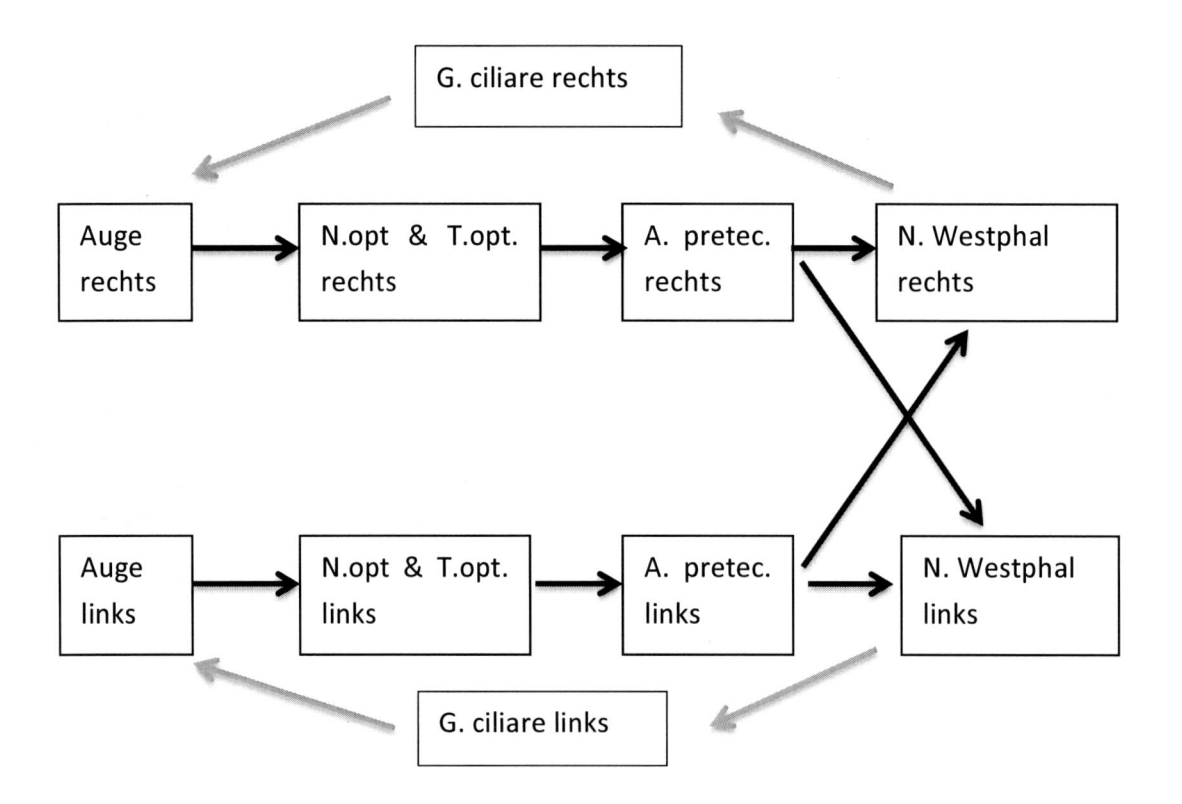

Schwarze Pfeile symbolisieren die Weiterleitung des Lichtreizes, graue Pfeile symbolisieren die Weiterleitung mittels des N. oculomotorius.

3. Schritt: Kombinationsantworten zum eigenen Vorteil nutzen.

Aussage II kommt hier viermal vor, in (B), (C), (D), (E). Es bietet sich also an mit dieser Aussage zu beginnen, in der Hoffnung, dass sie falsch ist. Dann wäre Antwort (A) die gesuchte.

Aussage II: Trotz der Durchtrennung des N. occulomotorius rechts, der die rechte Pupille reflexionsartig kontrahieren lassen würde, besteht noch durch die Umschaltung auf die andere Mittelhirnhälfte die intakte „Leitung" auf die linke Seite. Das linke Auge kann somit noch kontrahieren und die Aussage ist korrekt. Leider hat hier das Ausnutzen der Kombinationsantworten nicht zur erhofften Zeitersparung geführt und die beiden verbleibenden Aussagen müssen noch überprüft werden.

Aussage I: Falsch, trotz der Durchtrennung des linken N. opticus kommt es bei Beleuchtung des rechten Auges zur Kontraktion der linken Pupille, da die Pupillenkontraktion durch den N. oculomotorius und nicht durch den N. opticus verursacht wird.

Aussage III: Ähnlich wie Aussage I. Falsch, da die Pupillenkontraktion durch die Umschaltung im Mittelhirn von der Gegenseite noch intakt ist.

Die gesuchte Antwort ist demnach (B).

3) Die Synthese und Sekretion von Cortisol steht unter hypothalamisch-hypophysärer Kontrolle. ACTH wird im Hypophysenvorderlappen synthetisiert und ausgeschüttet und stimuliert die Sekretion von Cortisol aus der Nebennierenrinde in den Blutkreislauf. CRH, das im Hypothalamus gebildet wird, stimuliert im Hypophysenvorderlappen die ACTH Synthese und Sekretion. CRH wird pulsatil ca. 4 mal/h ausgeschüttet, wobei die Frequenz tageszeitlichen Schwankungen unterworfen ist. CRH zwingt seine rhythmische Ausschüttung auch der Sekretion von ACTH und folglich Cortisol auf. Die Plasmakonzentration von Cortisol ist unter normalen Umständen morgens am höchsten und abends am niedrigsten. Blutunterzucker, Fieber, Kälte, Hitze, Infektionen, Blutdruckabfall, Sauerstoffmangel, Schmerz und Depression stimulieren die Freisetzung von CRH. Cortisol oder synthetisch hergestellte Cortisole, wie Dexamethason, unterdrücken die CRH Sekretion, da es dieselben Feedbackrezeptoren anspricht wie Cortisol.

Welche der folgenden Aussagen trifft demnach zu?
(A) Niedrige Cortisolspiegel im Blut hemmen die Sekretion von ACTH.
(B) Verabreicht man Dexamethason und ein Abfall der Blutwerte von Cortisol bleibt aus, müsste man eine eigenständigen Cortisol-Produktion oder ACTH-Produktion in einem Tumor vermuten.
(C) Für den Dexamethasontest zur Unterdrückung der Cortisol Sekretion ist die Einhaltung des gleichen Zeitpunkts für die tägliche Messung des Cortisol-Blutspiegels, als auch für die Verabreichung des Medikaments vernachlässigbar.
(D) Insulin, das den Blutzucker senkt, führt nach Verabreichung zur Hemmung der ACTH und Cortisolsekretion.
(E) Die Frequenz der CRH Sekretion ist abends höher als morgens.

Ein Vorschlag zur Bearbeitung der Aufgabe

1. Schritt: Aktives Lesen

Die Synthese und Sekretion von Cortisol steht unter hypothalamisch-hypophysärer Kontrolle. ACTH wird im Hypophysenvorderlappen synthetisiert und ausgeschüttet und stimuliert die Sekretion von Cortisol aus der Nebennierenrinde in den Blutkreislauf. CRH, das im Hypothalamus gebildet wird, stimuliert im Hypophysenvorderlappen die ACTH Synthese und Sekretion. CRH wird pulsatil ca. 4 mal/h ausgeschüttet, wobei die Frequenz tageszeitlichen Schwankungen unterworfen ist. CRH zwingt seine rhythmische Ausschüttung auch der Sekretion von ACTH und folglich Cortisol auf. Die Plasmakonzentration von Cortisol ist unter normalen Umständen morgens am höchsten und abends am niedrigsten. Blutunterzucker, Fieber, Kälte, Hitze, Infektionen, Blutdruckabfall, Sauerstoffmangel, Schmerz und Depression stimulieren die Freisetzung von CRH. Cortisol oder synthetisch hergestellte Cortisole, wie Dexamethason, unterdrücken die CRH Sekretion, da es dieselben Feedbackrezeptoren anspricht wie Cortisol.

2. Schritt: Skizze zeichnen

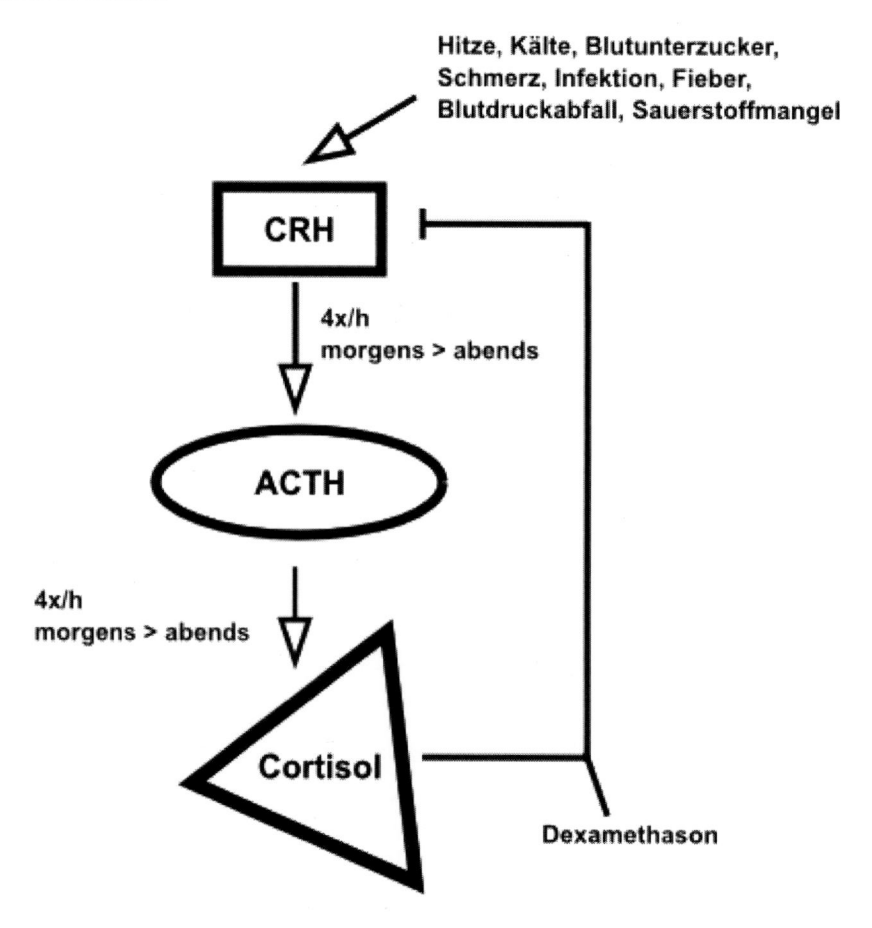

Hierbei steht das Viereck für den Hypothalamus, Ellipse für die Hypophyse und das Dreieck für die Nebenniere.

3. Schritt: Aussagen auf ihre Richtigkeit überprüfen, da hier keine Kombinationsantworten gegeben sind.

Aussage (A): Aus der Skizze sowie aus dem Text ist schnell zu erkennen, dass ein niedriger Cortisolspiegel die CRH und damit die ACTH Sekretion steigert. **Aussage (B):** Richtig, da a) Dexamethason zum Abfall der Cortisol Sekretion führt und b) die Schlussfolgerung richtig ist. **Aussage (C):** Falsch, da aufgrund der tageszeitlichen Schwankung des Cortisolspiegels, die Gabe zu einem bestimmten Zeitpunkt und die Messung zu einem festgelegten Zeitpunkt obligat ist. **Aussage (D):** Falsch, Insulin senkt den Blutzucker und führt somit zur gesteigerten Sekretion von CRH, ACTH und Cortisol. **Aussage (E):** Falsch, der Cortisolspiegel ist morgens höher als abends und damit die Frequenz der Ausschüttung ebenso.

4) Hormone induzieren Enzyme und regeln dadurch unter anderem den Glucosestoffwechsel des menschlichen Körpers. Insulin und Glugacon sind dabei die wichtigsten hormonellen Gegenspieler, sie wirken bei allen weiter unten beschriebenen Vorgängen antagonistisch, also genau gegensätzlich. Insulin bewirkt die Aufnahme von Glucose aus dem Blut in die Zellen. Der Abbau von Glucose wird Glykolyse genannt, während der Aufbau von Glykogen, die Speicherform der Glucose, als Glykogenese bezeichnet wird. Beide Vorgänge werden von Insulin verstärkt. Unter einer Neubildung von Glucose aus Nicht-Zuckern versteht man die Gluconeogenese, Insulin unterdrückt diesen Vorgang. Der Abbau von Glykogen zu Glucose wird als Glykogenolyse bezeichnet, dieser Prozess wird vornehmlich bei Hunger durch das Hormon Glucagon induziert.

Welche der folgenden Aussagen trifft demnach zu?
- (A) Der Blutzuckerspiegel, also die Blutkonzentration von Glucose, wird durch die Ausschüttung von Insulin gesenkt.
- (B) Glucagon fördert den Aufbau von Glykogen.
- (C) Glucagon hemmt die Gluconeogenese.
- (D) Insulin wirkt hemmend auf die Glykolyse.
- (E) Zu wenig Insulin, z.B. bei einem Diabetiker, führt zu einem erhöhten Blutzuckerspiegel durch den verstärkten Abbau von Glucose.

Ein Vorschlag zur Bearbeitung der Aufgabe

1. Schritt: Aktives Lesen

Hormone induzieren Enzyme und regeln dadurch unter anderem den Glucosestoffwechsel des menschlichen Körpers. Insulin und Glugacon sind dabei die wichtigsten hormonellen Gegenspieler, sie wirken bei allen weiter unten beschriebenen Vorgängen antagonistisch, also genau gegensätzlich. Insulin bewirkt die Aufnahme von Glucose aus dem Blut in die Zellen. Der Abbau von Glucose wird Glykolyse genannt, während der Aufbau von Glykogen, die Speicherform der Glucose, als Glykogenese bezeichnet wird. Beide Vorgänge werden von Insulin verstärkt. Unter einer Neubildung von Glucose aus Nicht-Zuckern versteht man die Gluconeogenese, Insulin unterdrückt diesen Vorgang. Der Abbau von Glykogen zu Glucose wird als Glykogenolyse bezeichnet, dieser Prozess wird vornehmlich bei Hunger durch das Hormon Glucagon induziert.

2. Schritt: Tabelle anlegen

Mit Hilfe der Tabelle können die Antworten (B)-(E) schnell und sicher ausgeschlossen werden. Die richtige Antwort lautet also (A).

	Insulin	Glucagon
Glucose in Zelle	+	-
Glykolyse	+	-
Gluconeogenese	-	+
Glykogen	Bildung	Abbau

13.4. TRAININGSPENSUM UND -ANLEITUNG

Mit durchschnittlich 12 Punkten im EMS 2012 schnitten die TestteilnehmerInnen hier recht gut ab (Hänsgen & Spicher, 2012, S. 71). Da hier v.a. das schlussfolgernde Denken und Textverständnis abgeprüft wird, ist eine Leistungssteigerung hier erst nach intensiver Vorbereitung zu erwarten. Da vornehmlich Aufgaben aus dem Bereich der Physiologie gestellt werden, die mit Vorwissen durchaus einfacher zu bearbeiten sind, kann hier eine genaueres Einlesen in die Sachverhalte von Vorteil sein. Liest Du z.B. einen kurzen Text zur Produktion von Cortisol, wäre das genaue Nachlesen dieser Thematik vorteilhaft. Da das Spektrum der Aufgaben jedoch weit gefächert ist, kann Dir nur empfohlen werden, die Zusammenhänge nachzulesen, die auch bei den Originalaufgaben gestellt werden. Das Kurzlehrbuch Physiologie (siehe Bücherempfehlung) ist hier ein sehr gut verständlich geschriebenes Buch, das Zusammenhänge simpel erklärt.

Für die Vorbereitung auf den TMS und EMS empfehlen wir ein Training von 2 x 60 Min. pro Woche. Hier solltest Du v.a. auf das Erstellen von Skizzen wert legen und einüben.

> **Merkbox**
>
> ✓ Text strukturieren und bei schwierigen Aufgaben Skizzen anfertigen!
> ✓ Speziell bei diesem Untertest auf Kombinationsantworten achten und zu Deinem Vorteil nutzen.
> ✓ Vorwissen ausbauen durch Nachlesen der genauen Zusammenhänge.

13.5. ÜBUNGSAUFGABEN

Im Folgenden werden Übungsaufgaben zum selbstständigen Eintrainieren der Strategie gestellt. Die zusätzliche Skizze am Ende stellt einen Vorschlag für die selbst zu erstellende Skizze dar.

5) Nach einer Gefäßverletzung bilden weiße Blutkörperchen ein Gerinnsel, das leicht weggeschwemmt werden kann. Der Gefahr einer erneuten Blutung wird durch die Bildung eines Maschenwerks aus Fibrinfäden vorgebeugt. Die Aktivierung des Fibrins wird durch eine Kaskade von Gerinnungsfaktoren ausgelöst, die unabhängig von den weißen Blutkörperchen agieren. Im Mittelpunkt der Blutgerinnung steht der Faktor X, der über die Aktivierung von Thrombin zur Vernetzung der Fibrinfäden führt. Kommt es zu einer Gefäßverletzung wird aus dem Gewebe des Blutgefäßes Gewebethromboplastin freigesetzt. Gewebethromboplastin kommt dadurch in Kontakt mit dem im Blut bereits vorliegenden Faktor VIIa und bildet zusammen mit Calcium und Phospholipiden einen Komplex, der den Faktor X aktiviert. Da aufgrund einer recht insuffizienten Reaktion Thrombin nur in kleinen Mengen aktiviert wird, bedarf es einer Verstärkung. Thrombin führt zur Aktivierung von Faktor V, Faktor VIII, Faktor XI und Faktor XIII. Durch Faktor V, VIII und XI entsteht eine positive Rückkopplungsschleife, die die Gerinnungsaktivität maßgeblich verstärkt. Die klassische, X-chromosomal vererbte Bluterkrankheit A (Hämophilie A) beruht auf dem Mangel an Faktor VIII und führt bei Patienten zu ausgedehnten Blutergüssen und lang andauernden Blutungen nach einer Verletzung.

Welche der folgenden Aussagen trifft demnach zu?
- (A) Eine Langzeitbehandlung mit dem Gerinnungsfaktor VIIa von Patienten mit Hämophilie A wäre eine sinnvolle Therapie.
- (B) Der Faktor VIIa aktiviert als Komplex das Thrombin auf direktem Weg.
- (C) Bindet man Calcium in einer gewonnen Blutprobe ab und entzieht es somit der Blutgerinnungskaskade, führt dies zur verstärkten Bildung von einem Maschenwerk aus Fibrinfäden.
- (D) Die verlängerte Blutungszeit von Patienten mit Hämophilie A lässt sich durch die fehlende positive Rückkopplung durch den Faktor VIII erklären.
- (E) Die Blutungsneigung eines an Hämophilie A leidenden Patienten beruht auf dem Mangel an weißen Blutkörperchen.

6) Das Hepatitis B Virus ist aus einem Kern und einem Hüllprotein aufgebaut. Der Kern beinhaltet die DNA, die von einer ikosaedrischen Kernhülle umgeben wird. Bei einer Infektion mit dem Hepatitis B Virus bildet der Körper im akuten Stadium Antikörper gegen das oberflächliche Hüllprotein (HBs-Antigen), das als Anti-HBs-Antikörper bezeichnet wird, sowie gegen die Kernhülle (HBc-Antigen), der Anti-HBc-Antikörper genannt wird. Teilt sich das Virus aktiv, sekretiert es das HBe-Antigen, gegen das der Körper ebenso Antikörper bildet, die Anti-HBe-Antikörper genannt werden. Bei der Hepatitis B Impfung wird nur das oberflächliche Hüllprotein ohne DNA und Kernhülle unter die Haut gespritzt. Folgende Konstellation konnte in dem Blut eines Patienten nachgewiesen werden. Anti-HBs-Antikörper positiv,

HBs-Antigen negativ, Anti-HBc-Antikörper negativ, HBc-Antigen negativ, Anti-HBe-Antikörper negativ, HBe-Antigen negativ.

Welche Diagnose ist demzufolge am wahrscheinlichsten?
(A) Akute Hepatitis B Infektion
(B) Chronische Hepatitis B Infektion
(C) Hepatitis B Impfstatus
(D) Hepatitis B Impfstatus mit akuter Hepatitis B Infektion
(E) Die Ergebnisse erlauben keine eindeutige Zuordnung.

7) Das AB0-Blutgruppen-System folgt einem kodominanten Erbgang, das heißt bei Vorliegen zweier unterschiedlicher Allele eines einzigen Gens, haben beide Allele den gleichen Einfluss auf den **Phänotyp**. Folglich kann sich keines der beiden, auf den jeweiligen Allelen kodierten, Merkmale durchsetzen und das andere gänzlich verdrängen, wie dies beim dominanten Erbgang der Fall wäre oder sich eine Mischform aus beiden bilden, wie beim intermediären Erbgang. Der Phänotyp entsteht also nicht als homogene Mischform oder Expression eines einzigen Merkmals, sondern die Merkmale beider Allele sind voll ausgeprägt und werden unabhängig voneinander ausgebildet. Beim AB0-System erhält folglich jeder Nachfahre ein Allel A, B oder 0 von der Mutter und ein weiteres Allel A, B oder 0 vom Vater. Ein Mensch mit einem Allel A, als auch einem Allel B, besitzt auf den Erythrozyten die blutgruppen-spezifischen Antigene für A und B, und hat somit die Blutgruppe AB. Beim Allel 0 hingegen wird keines der beiden Antigene A oder B exprimiert. Der Organismus bildet in der Folge gegen alle Antigene, die nicht auf den körpereigenen Erythrozyten exprimiert werden, Antikörper, beispielsweise bei der Blutgruppe 0 (nur wenn beide Allele 0) Antikörper gegen A und B und bei der Blutgruppe A (Allele AA oder 0A) Antikörper gegen B.

Welche der Aussagen zum AB0-System lässt sich aus dem Text ableiten?
(A) Ein Kind mit Blutgruppe 0 muss ein Elternteil mit Blutgruppe 0 haben.
(B) Die Wahrscheinlichkeit, bei gleichmäßiger Verteilung der Blutgruppenantigene auf die Bevölkerung, Blutgruppe 0 zu haben, beträgt ein Viertel.
(C) Alle Blutgruppen haben die gleiche Wahrscheinlichkeit aufzutreten.
(D) Ein Elternteil mit Blutgruppe 0 kann ein Kind mit Blutgruppe AB haben.
(E) Eine Mutter mit Blutgruppe A und ein Vater mit Blutgruppe B können ein Kind mit Blutgruppe 0 haben.

8) Ein Schock ist ein lebensbedrohliches Kreislaufversagen. Beim Volumenmangelschock (hypovolämischer Schock) kommt es zu einem großen Verlust an Blutvolumen, entweder durch eine stark blutende Wunde (hämorrhagisch) oder durch Wasser- und Elektrolytverluste, zum Beispiel bei Durchfall (nicht hämorrhagisch). Das verringerte Blutvolumen hat zur Folge, dass auch der venöse Rückstrom zum Herzen abnimmt, dadurch sinkt das ausgeworfene Herzvolumen und der systemische Blutdruck. Das Gewebe wird weniger durchblutet, was zu einer durch Sauerstoffmangel induzierten Zell- und Gewebsschädigung führt. Die Schädigung der Gefäßwände führt zu einem vermehrten Austritt von Blut in den Zellzwischen-

raum (extrazellulär Raum) und dadurch zu einem weiteren Absinken des Blutvolumens.

Welche Aussagen sind richtig?
I. Ein Verlust von Flüssigkeit an den Extrazellulärraum würde durch verbesserte Sauerstoffversorgung des Gewebes verstärkt werden.
II. Bei einem hämorrhagischen Schock kommt es durch verminderten Sauerstoffbedarf des Gewebes zu einem Blutdruckabfall.
III. Blutungsstillung und/oder Volumenzufuhr sind bei hypovolämischem Schock wichtige Sofortmaßnahmen.

(A) Aussage I und II sind zutreffend.
(B) Nur Aussage II ist zutreffend.
(C) Nur Aussage III ist zutreffend.
(D) Alle Aussagen sind zutreffend.
(E) Aussage II und III sind zutreffend.

Im Folgenden findest du Skizzen, die in etwa deiner Zeichnung entsprechen sollten.

5) Beispielskizze:

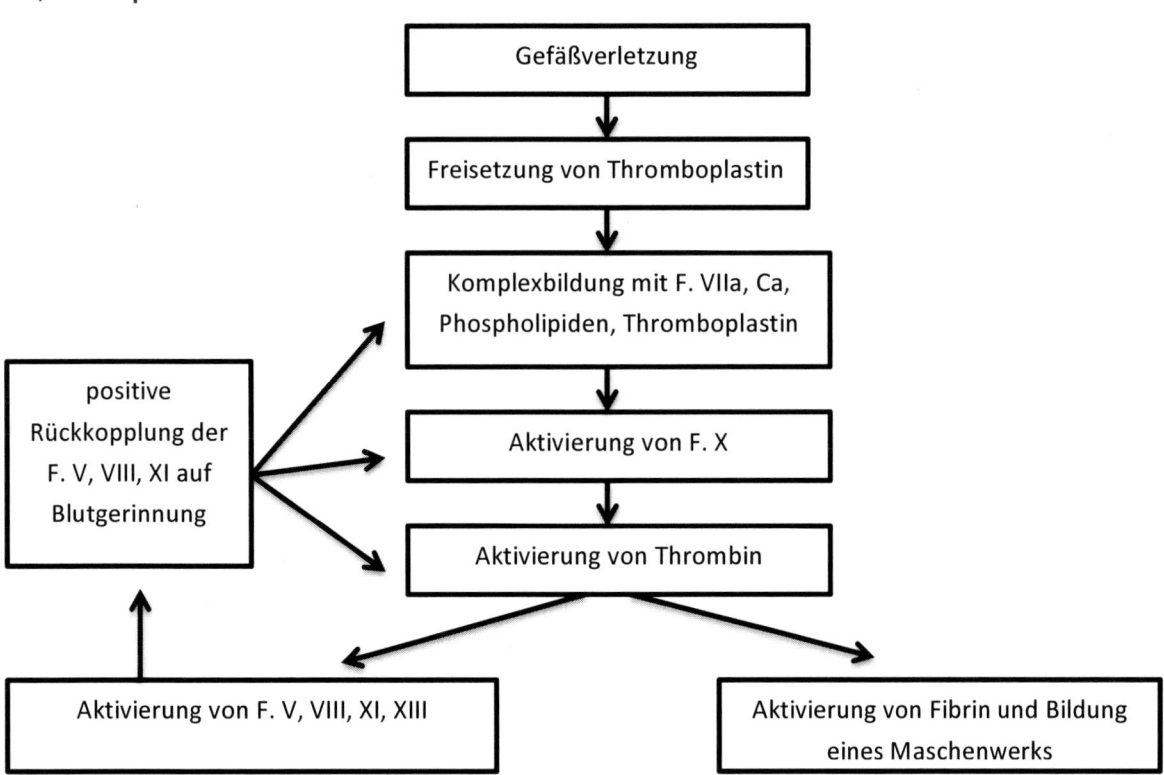

```
                    ┌─────────────────────┐
                    │   Gefäßverletzung   │
                    └──────────┬──────────┘
                               ↓
                    ┌─────────────────────────────┐
                    │ Freisetzung von Thromboplastin │
                    └──────────┬──────────────────┘
                               ↓
                    ┌─────────────────────────────────┐
   ┌──────────┐ →   │ Komplexbildung mit F. VIIa, Ca, │
   │ positive │     │  Phospholipiden, Thromboplastin │
   │Rückkopp- │     └──────────┬──────────────────────┘
   │lung der  │ →              ↓
   │F. V, VIII│     ┌─────────────────────┐
   │XI auf    │     │ Aktivierung von F. X │
   │Blut-     │     └──────────┬──────────┘
   │gerinnung │ →              ↓
   └──────────┘     ┌─────────────────────┐
        ↑          │Aktivierung von Thrombin│
        │          └──────┬───────────┬────┘
        │                 ↓           ↓
   ┌────────────────────────┐   ┌──────────────────────┐
   │Aktivierung von          │   │Aktivierung von Fibrin│
   │F. V, VIII, XI, XIII     │   │und Bildung eines     │
   │                         │   │Maschenwerks          │
   └─────────────────────────┘   └──────────────────────┘
```

6) Beispielskizze:

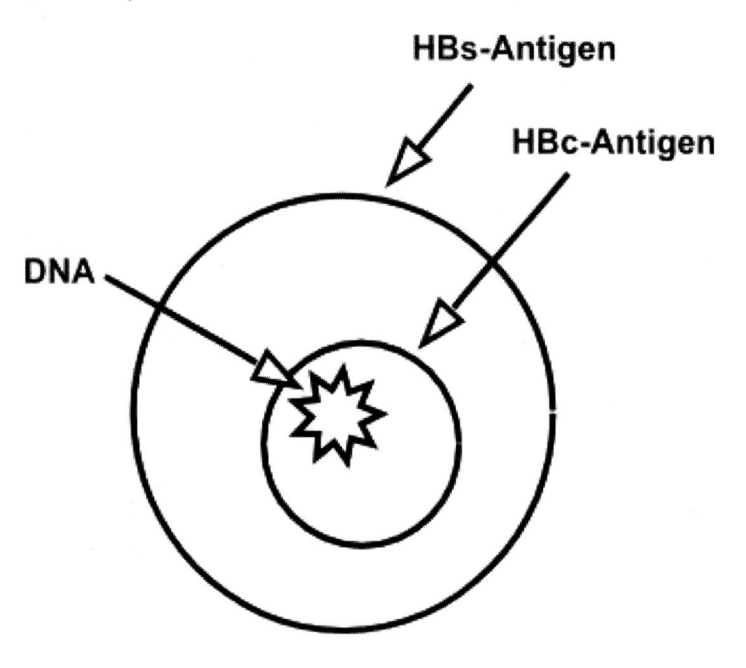

HBs-Antigen

HBc-Antigen

DNA

7) Skizze Kreuzungsschema

Blutgrup- penallele	A	B	0
A	AA = Blutgruppe A	AB = Blutgruppe AB	A0 = Blutgruppe A
B	AB = Blutgruppe AB	BB = Blutgruppe B	B0 = Blutgruppe B
0	A0 = Blutgruppe A	B0 = Blutgruppe B	00 = Blutgruppe 0

Auszählen: 3 x Blutgruppe A; 3 x Blutgruppe B; 2 x Blutgruppe AB; 1 x Blutgruppe 0
Nur durch Auszählen können die Antworten (B) und (C) ausgeschlossen werden. Aussage (A) muss falsch sein, da man im Kreuzungsschema sieht, dass auch die Blutgruppen A0 und B0 ein 0 enthalten. Aussage (D) muss falsch sein, da man im Kreuzungsschema sieht, dass AB nur aus Blutgruppe A, B und AB entstehen kann. Aussage (E) ist richtig.

8) Bei dieser Aufgabe kommt dem Schritt **Kombinationsantworten zum eigenen Vorteil nutzen** eine herausragende Bedeutung zu. Wer das bei allen Aussagen erkennt, außer bei Antwort (C), die Antwort II involviert ist und diese als nicht zutreffend erkennt, hat hier leichtes Spiel. Die richtige Antwort ist (C).

ALLGEMEINE TIPPS UND RATSCHLÄGE

14. ALLGEMEINE TIPPS UND RATSCHLÄGE ZUM TMS UND EMS

Es gibt vieles, was man bei seinem „ersten Mal" falsch machen kann. Damit Du trockenen Fußes durch die wilden Gewässer der EMS und TMS Vorbereitung sowie der Absolvierung des Tests manövrierst, sind im folgenden allgemeine Ratschläge aufgelistet, die Dich vor dem vorzeitigen Schiffsbruch bewahren sollen.

14.1. POSITIV DENKEN!

Betrachtet man die Anmeldezahlen der letzten Jahre, kann es schnell passieren, dass einem das Herz in die Hose rutscht und sich Selbstzweifel breit machen. Diese Art zu Denken ist wenig förderlich für ein gesundes Selbstbewusstsein, das für die Absolvierung des Tests aber enorm wichtig ist. Viel hilfreicher ist es, sich positiv zu stimmen und an sich selbst zu glauben. Du solltest Dich also motivieren und mit Hilfe von Affirmationen und Visualisierungen den Glauben an Dich bestärken. Denn es sind nicht unsere Füße die uns bewegen, es ist unser Denken! Denk also „Was die können, kann ich schon lange!" oder „Es gibt keine Hindernisse, denn mein Schicksal will nur mein Bestes!" oder etwas platter „Ich bin der Geilste!". Diese oder andere, eigene selbstbestätigenden Sätze sollte man täglich wiederholen, um sie so wahr zu machen.

14.2. SELBSTMOTIVATION

Die Vorbereitung auf den Test hat seine Durststrecken. Es gibt Untertests, die machen Spaß und andere, die an trockenen Toast und stupide Zeitverschwendung erinnern. Du solltest jedoch versuchen, nicht das große Ganze aus dem Blickfeld zu verlieren und Dich besser daran erinnern, dass der Aufwand für einen Studienplatz des wohl spannendsten und abwechslungsreichsten Fachgebiets jede Mühe wert ist. Angenehm ist auch, dass einiges der Information, die z.B. in Textverständnis, med. nat. Grundverständnis oder Tabellen und Diagramme steckt, Dir auch später wieder im Studium begegnen wird. Wenn Du Dir diese Zusammenhänge also bereits jetzt gut einprägst, ersparst Du Dir für später viel Aufwand.

Wie in Band 1 erwähnt, ist auch der Lernplan ein Teil der Selbstmotivation, in dem Du Ziele und Meilensteine setzt, die Du Schritt für Schritt erreichst. Jeder dieser Einzelschritte sollte auch gefeiert werden. Und wenn es mal zu Rückfällen kommen sollte, solltest Du diese eher als Planänderungen auffassen, die jedem passieren. Motivierend ist auch die Rekapitulation dessen, was Du bereits alles erreicht hast. Du solltest diese erreichten Ziele vor dem inneren geistigen Auge visualisieren und Dir in den schönsten Farben ausmalen und bewusst das Gefühl erleben, das Dich anschließend motiviert an die Arbeit gehen lässt.

Aber auch während des Tests solltest Du Dich regelmäßig dafür loben, was Du bereits geschafft hast und mit Spaß die kommenden Aufgaben bearbeiten. Wenn Du Freude an der Bearbeitung der Aufgaben hast, dann fallen sie Dir auch leichter.

14.3. ENTSPANNUNGSÜBUNGEN

Der Test hat absichtlich auch eine psychologische Komponente, indem er die Teilnehmenden dauerndem Stress aussetzt. Es ist daher wichtig, Dich auch auf diese Herausforderung einzustellen und vorzubereiten. Anspannung in einer Stresssituation geeignet begegnen zu können, hat nichts mit Esoterik zu tun, sondern mit einer allumfassenden Vorbereitung auf den Test.

Besonders in der Wartezeit vor Testbeginn sind Entspannungsübungen Gold wert. Es dauert erfahrungsgemäß mind. 30 Min. bis alle TeilnehmerInnen ihren Platz gefunden, ihre Garderobe abgegeben haben und noch einmal auf der Toilette waren. In dieser etwas hektischen Phase vor dem Test, in der die Nerven blank liegen, lassen sich die Teilnehmenden schnell in ihrer Nervosität anstecken. Und genau hier sollte man versuchen, nicht seine Energie bereits vor dem Test verpuffen zu lassen, sondern anhand praktischer Übungen die Ruhe zu bewahren.

Es gibt eine Vielzahl von einfach zu lernenden Entspannungstechniken. Im Folgenden werden hier kurz zwei vorgestellt.

14.3.1. ATEMÜBUNGEN

Sie eignen sich hervorragend zur Entspannung und damit zum Stressabbau und dauern nur einige wenige Minuten. Hierzu findest Du auch hilfreiche Erklärungsvideos auf youtube.

Atemübung 1: Atemzüge zählen

Der Atemtechnik-Klassiker: Du zählst beim Ein- und Ausatmen langsam je von eins bis sieben. Für das Ein- und Ausatmen kannst Du Dir Zeit lassen und etwa fünf Sekunden lang ein- und fünf Sekunden lang ausatmen. Es geht darum gleichmäßig und rhythmisch zu atmen. Das Einatmen sollte durch die Nase erfolgen, das Ausatmen durch den Mund.

Du kannst Dir vorstellen, beim Einatmen einen wohltuenden Geruch aufzusaugen, der den ganzen Körper durchströmt. Du kannst auch die Hand auf den Bauch legen und die Atmung bewusst wahrnehmen. Beim Ausatmen kannst Du Dir vorstellen, eine Kerze auszublasen.

(Vgl. http://www.zeitblueten.com, Heidenberger)

Atemübung 2: Länger ausatmen

Etwa doppelt so lang aus-, wie einatmen. Wenn Du beispielsweise etwa fünf Sekunden lang einatmest, kannst Du versuchen die Ausatmung über zehn Sekunden in die Länge zu ziehen. Es geht darum bewusst ganz langsam auszuatmen. Das entspannt ungemein.

(Vgl. http://www.zeitblueten.com, Heidenberger)

Atemübung 3: Anspannung und Entspannung

Du spannst bei dieser Technik so viele Muskeln wie möglich beim Einatmen an. Daraufhin hälst Du den Atem kurz an und atmest dann langsam wieder aus, während Du alle Muskeln wieder entspannst. Das An- und Entspannen führt zu einem wohligen Gefühl von Wärme und angenehmer Schwere.

Nachdem Du etwa fünf Mal diese An- und Entspannung in Kombination mit langsamen Ein- und Ausatmen durchgeführt hast, bleib noch etwa ein bis zwei Minuten mit geschlossenen Augen ruhig sitzen. Dabei kannst Du versuchen die Wärme im Körper zu spüren und an etwas Angenehmes zu denken. Das können angenehme Erinnerungen sein, die Du Dir ins Gedächtnis rufst, oder Du wanderst mit Deinen Gedanken an einen schönen Platz. Wenn die Gedankenreise zu Ende ist, kannst Du Dich strecken und tief gähnen. Danach wirst Du Dich ausgeglichener, ruhiger und voll neuer Energie fühlen.

(Vgl. http://www.zeitblueten.com, Heidenberger)

14.3.2. VORSTELLUNG EINES POSITIVEN BILDES

Zur Vorstellung eines positiven Bildes schließt Du die Augen, legst evtl. den Kopf auf den Tisch und konzentrierst Dein inneres Auge auf ein schönes, beruhigendes Bild oder wanderst in Deinen Gedanken an einen Ort, der für Dich Geborgenheit und Ruhe ausstrahlt. Damit Du auch zur Entspannung kommst, solltest Du Dir dieses Bild intensiv und in jedem Detail für zwei bis drei Minuten oder auch länger vorstellen. Das kann der letzte Urlaub am Strand mit Schirmchencocktail in der Hand sein, dem Geruch von Sonnencreme in der Nase und rauschendem Meer vor den Augen oder der weiß glitzernde, jungfräuliche Tiefschneehang kurz vor seiner Erstbefahrung oder das gemütliche Beisammensein mit Deinen Liebsten.

Diese Übung solltest Du mehrfach wiederholen, bis sie auch wirklich gut funktioniert, da Dir anfangs das Bild in seiner Detailschärfe schnell wieder abhanden kommt.

14.4. ALLGEMEINE RATSCHLÄGE

Im Folgenden sind nochmal die wichtigsten Do´s and Don´ts für vor und während des TMS/EMS zusammengefasst.

14.4.1. TIPPS ZUR VORBEREITUNG

- ✓ Unklares nachbearbeiten bis zum vollen Verständnis. Denn oft wirst Du genau mit der Problematik im Test konfrontiert, die Du zu Hause immer vertagt und brav aufgeschoben hast.
- ✓ Während der Vorbereitung: Lieber etwas langsamer arbeiten, als zu schnell und Dich zu übernehmen.
- ✓ Erst Stärken ausbauen! Und dann versuchen die Schwächen zu kompensieren.
- ✓ Eine Trainingseinheit sollte nicht länger als zwei Stunden dauern.
- ✓ Regelmäßiges Training zu einem festen Zeitpunkt. Umstellung kostet den Körper Energie.
- ✓ Nach Möglichkeit nicht zwischen 13:00 und 15:00 Uhr trainieren, da zu diesem Zeitpunkt die geistige und körperliche Leistungsfähigkeit seinen Tiefpunkt hat.
- ✓ Kritisiere Dich nicht selber, sondern lobe Dich für alles, was Du bereits geschafft hast.
- ✓ Du solltest zur Vorbereitung auf den Test Deinen gewohnten Lebensrhythmus nicht vollkommen umkrempeln, sondern Dich so verhalten wie immer.
- ✓ Am besten erst die „Test Info" durcharbeiten, anschließend die „TMS Originalversion" und dann kommerziell erwerbliche Aufgaben. Somit weißt Du, was das richtige Niveau der Aufgaben ist.
- ✓ Nicht das Übungsmaterial aus dem Heft verschmieren, sondern rauskopieren und dann durcharbeiten. Damit vergibst Du nicht die Möglichkeit, denselben Test wiederholt zu üben.
- ✓ An einem **Probe EMS bzw. TMS teilnehmen!**
- ✓ Du solltest mit der Aufgabenstellung eines jeden Untertests vertraut sein und keine Zeit damit vergeuden, die Anleitung durchzulesen.
- ✓ Ernährung (wie die Marathonläufer): Es empfiehlt sich abends kohlenhydratreich zu essen (Bsp. Spagetti) und morgens ballaststoffreich (Bsp. Vollkornmüsli). Ballaststoffe sorgen für eine gleichmäßige Fütterung des Blutzuckers. Ein ständiges Hungergefühl kannst Du damit umgehen. In der Pause empfiehlt es sich Kohlenhydrate aufzunehmen, wie z.B. in Form einer Semmel mit Käse, Nudelsalat und Snickers etc.
- ✓ Ganz wichtig! Der letzte Tag vor dem EMS dient allein der Entspannung. An diesem Tag solltest Du nichts, aber auch gar nichts mehr üben. Viel eher solltest Du die Entspannung in den Bergen, im Kino oder mit Freunden etc. suchen. Befreit ins Bett zu gehen hat einen enorm positiven Effekt auf Deinen Schlaf und Deine Leistungsfähigkeit am nächsten Tag.

- ✓ Keine Schlafmittel benutzen, die die REM Phase des Schlafs unterdrücken. Hopfen oder Baldrian sind ein sanftes Einschlafmittel, die eher empfohlen werden können.
- ✓ Keine Angst durch unruhigen Schlaf Deine Leistungsfähigkeit einzubüßen! Ein verkürzter Schlaf von fünf Stunden wirkt sich erst dann auf die Leistungsfähigkeit aus, wenn man wiederholt nacheinander zu kurz schläft.

14.4.2. TIPPS ZUR TESTDURCHFÜHRUNG

- ✓ Der Test beginnt meist verspätet. 2011 in Wien 80 min später, in Innsbruck 1,5 h. Du solltest am besten nicht als erster, aber auch nicht zu spät zum Test erscheinen. Du solltest Dir ganz gewiss darüber sein, wie Du am Testtag zum Test-Ort kommt. Ideal wäre, die Strecke einmal am Vorabend abgegangen zu sein.
- ✓ Lineal, Taschenrechner und digitale Uhren sind beim EMS und TMS verboten und im EMS sind die Kontrollen scharf.
- ✓ Stoppuhr zum Test mitnehmen! Nach Möglichkeit einfacher Ausführung ohne besonders viele Funktionen und ohne nerviges Piepen. Digitale Uhren sind seit dem EMS 2011 verboten.
- ✓ Das EMS bzw. TMS Bändchen, das Du am Eingang erhälst, an den linken Arm machen lassen! Am rechten Arm stört es beim Schreiben. Beim EMS 2011 gab es keine Bändchen mehr. Allerdings lassen wir zur Vorsicht den Tipp drin. J
- ✓ Alle Lösungen sofort in den Antwortbogen übertragen! Das gilt v. a. für den Vormittagsteil. Es wird einem keine Extra Zeit eingeräumt, um nachträglich Antworten zu übertragen!
- ✓ Bei der Übertragung der Antworten genau prüfen, ob Du Dein Kreuz auch bei der richtigen Aufgabennummer setzt! Du solltest in jedem Fall für jedes Kreuz die Aufgabennummer im Arbeitsheft mit der Aufgabennummer auf dem Antwortbogen abgleichen. Bearbeitest Du Nr. 73, dann überprüfst Du auch, dass Du bei Nr. 73 auf dem Antwortbogen Dein Kreuz setzt.
- ✓ Du solltest bei jeder Aufgabe eine Antwort markieren! Bleibt keine Zeit mehr für die Bearbeitung von Aufgaben, solltest Du Dich für den Buchstaben (z.B. B) entscheiden, den Du bisher am wenigsten gekreuzt hast und diesen dann durchgehend auf dem Antwortbogen markieren. Fehlende Antworten am besten auf gut Glück ankreuzen und zwar im Vormittagsteil während Planen und Organisieren (EMS) bzw. Quantitative und formale Probleme (TMS). Der Antwortbogen wird schon vor Beginn des Konzentrationstests eingesammelt. Du solltest Dich im Untertest Schlauchfiguren nicht für Antwort (E) bei den letzten Aufgaben entscheiden, da dies die Ansicht von hinten ist, die eher bei den einfachen Aufgaben vorkommt.
- ✓ Unsichere Antworten markieren und bei verbleibender Zeit darauf zurückkommen. Z.B. Schlauchfiguren.
- ✓ Bei verbleibender Bearbeitungszeit die Antworten von hinten nach vorne noch einmal kontrollieren (von hinten nach vorne -> Zeitersparnis).
- ✓ Nicht bei schweren Aufgaben verweilen, sondern zur nächsten übergehen!
- ✓ Da die Aufgaben von leicht nach schwer sortiert sind, solltest Du sie der Reihenfolge nach bearbeiten.
- ✓ Nicht zu viel während der Prüfung trinken! Kleine Schlucke trinken und nicht literweise. Kei-

ne harntreibenden Substanzen wie Kaffee oder ähnliches trinken. Jeder Toilettengang verkürzt die eigene Bearbeitungszeit!
- ✓ Viele trinken in der Mittagspause Energydrinks. Generell gilt jedoch, dass man ohne jegliche Einnahme von Medikamenten, Aufputschmitteln etc. besser fährt, weil man nie genau weiß, wie einen solche Substanzen beeinflussen, v.a. nicht in einer Stresssituation. Du solltest den Effekt jedoch erst selbst an Dir erproben und nicht erst am Prüfungstag!
- ✓ Du kannst während des EMS/TMS mit Ohrenstöpseln arbeiten. Das hilft Dir Dich zu konzentrieren, da ca. 300 weitere Bewerber in einem Raum mit Dir sitzen werden. Das ständige Blättern, Kritzeln mit dem Stift oder Räuspern etc. wirkt dadurch weniger ablenkend. Und keine Angst, die Durchsage des Testleiters verstehst Du trotzdem noch.
- ✓ Was Warmes anziehen bzw. dabei haben. Die riesigen Räume sind meist schlecht beheizt und es zieht. Aber die Jacke solltest Du im Auto oder sonst wo lassen. Die Schlange an der Garderobe ist ewig lang und es macht Dich nur nervös dort zu warten. Am besten Stifte, Brotzeit, Getränk, Geld (aber nicht die Geldtasche), Ausweis und Uhr in eine transparente Plastiktüte packen und nur damit zum EMS bzw. TMS erscheinen.
- ✓ Auf Dich selber vertrauen und das Ding nach Hause bringen!

BÜCHER
EMPFEHLUNG

15. BÜCHEREMPFEHLUNG

Für eine intensive Vorbereitung ist eine intensive Eindeckung mit Übungsmaterial unverzichtbar. Wir haben dafür eine Liste empfehlenswerter Bücher zusammengestellt, die von uns selbst und vielen KursteilnehmerInnen getestet wurden.

15.1. ÜBUNGSMATERIAL ZU ALLEN UNTERTESTS

Weil die Bücher doch recht teuer sind, empfiehlt es sich in Gruppen Bücher zu besorgen und diese dann gemeinsam zu nutzen. Eine günstige Alternative ist die „EMS, TMS, MedAT Tauschbörse". Du findest diese Gruppe auf *facebook* und kannst hier mit ehemaligen TeilnehmerInnen nach eigenem Gusto tauschen. Die Bücher sollten auf alle Fälle sehr früh bestellt werden, da die Lieferzeiten teilweise bis zu einem Monat oder mehr betragen. Du solltest vermeiden, die Aufgaben in den Übungsbüchern anzustreichen. Zuerst solltest Du immer Kopien erstellen, damit Du die Aufgaben öfters verwenden kann.

Es empfiehlt sich die EMS Broschüre als Arbeitsmaterial, als auch die online frei zugängliche TMS Broschüre unter http://www.tms-info.org/ bzw. http://www.tms-info.org/content/files/informationsbroschuere_tms2012.pdf herunter zu laden. Oder hier: http://www.unifr.ch/ztd/ems/EMSaufbau.pdf Kostet natürlich nix.

Ein absolutes Muss sind die beiden veröffentlichen Originalversionen:
Titel: **Test für medizinische Studiengänge I. Originalversion I des TMS** (Broschiert)
Verlag: Hogrefe-Verlag; Auflage: 5., aktualisierte Auflage (Februar 2008)
ISBN: 380172168X
Preis: EUR 12,95

Titel: **Test für medizinische Studiengänge II. Originalversion II des TMS** (Broschiert)
Verlag: Hogrefe-Verlag; Auflage: 5., aktualisierte Auflage (Februar 2008)
ISBN: 3801721698
Preis: EUR 12,95

Die ITB Consulting GmbH, Testentwickler des TMS und EMS, bietet auch originales Material an. Allerdings sind die Preise horrend und das Übungsmaterial nahezu ident mit den zwei veröffentlichten Originalversionen. http://www.medizinertest-vorbereitung.de/
Auf der Homepage von Studymed http://www.studymed.at/probebeispiele kannst Du Dir kostenfrei einen kompletten ProbeEMS herunterladen.

Auf der Seite des IFS kannst Du kostenfrei eine EMS Simulation durchführen unter http://www.ems-studentenkurse.at/index.php/

Eine empfehlenswerte Komplettlösung für alle Untertests stellt folgendes Buch dar:
Titel: **Taste The Test**
Verlag: Reinhart Goertz Verlag (1995)
ISBN: 978-3980451406
Preis: gebraucht 12,50 EUR

Kurzbeschreibung
Die neue komplette Testversion zum Selbststudium. Das Buch orientiert sich an vielen Aufgaben und Erkenntnissen aus dem TMS 1992-1995 und spiegelt so vielfach die aktuellen Anforderungen des EMS 2007 wider. Mit Lösungsschlüssel und ausführlichen Lösungswegen.

15.2. ÜBUNGSMATERIAL ZU AUSGEWÄHLTEN UNTERTESTS

Weitere Bücher des MedGurus Verlag findest Du preisgünstig, und ab zwei Büchern versandkostenfrei, bestellbar unter:

www.medgurus.de - Eine Initiative von und für Studenten

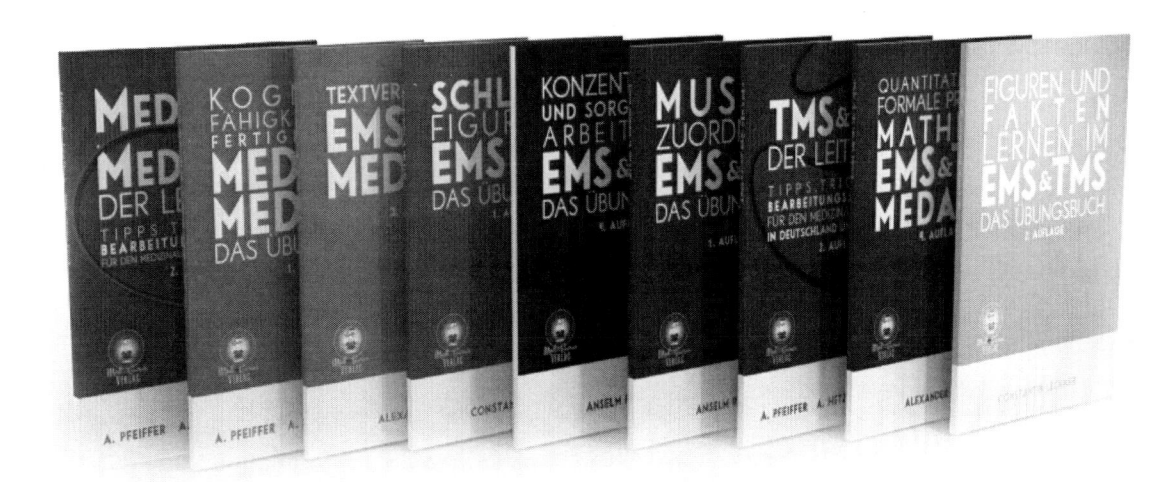

Vorbereitungsseminare für den EMS, TMS und MedAT
Seit 2007 bieten wir studentische Vorbereitungskurse zu fairen Preisen für den EMS, TMS und, seit 2013, den MedAT an. In unseren Seminaren stellen wir effiziente Bearbeitungsstrategien zu den einzelnen Untertests vor und trainieren diese mit den TeilnehmerInnen anhand von Beispielaufgaben ein. Video-Tutorials, allgemeine Informationen zum EMS, TMS und MedAT, sowie Informationen zu unserem Kursangebot und unseren Übungsbüchern findest Du auf unserer Homepage.

Untertest: Figuren lernen und Fakten lernen
Titel: **Figuren und Fakten lernen im EMS & TMS. Das Übungsbuch** von Constantin Lechner (2012)
ISBN-13: 978-3950333213
Preis: 15,90 EUR

Kurzbeschreibung
In diesem Übungsbuch findest Du auf 144 Seiten, den Originalaufgaben in Aufbau und Schwierigkeit entsprechende Übungsaufgaben. Mit Hilfe der Aufgaben kannst Du die Lernstrategien erlernen, festigen und perfektionieren. Wer bei diesen Übungsaufgaben die volle Punktzahl erreicht, schafft das auch im „echten" Test und geht selbstsicher zum Eignungstest.

Untertest: Konzentriertes und sorgfältiges Arbeiten
Titel: **Konzentriertes und sorgfältiges Arbeiten im EMS & TMS. Das Übungsbuch** von Anselm Pfeiffer
ISBN: 978-3200021334
Preis: 15,90 EUR

Kurzbeschreibung
Das Buch beinhaltet:
- ✓ 30 verschiedenen und testrelevanten Konzentrationstests mit je einer Korrekturhilfe pro Test
- ✓ hilfreiche Tipps zu einer effizienteren und schnelleren Bearbeitung

Das Buch ist in Form eines „Malblocks" gestaltet, um das Kopieren der Testversionen zu vereinfachen.

Untertest: Planen und Organisieren
Bei Fritest findet sich ein veröffentlichtes Bsp. unter:
http://www.fritest.at/html/aufgaben__planen_und_organisie.html und
http://www.medizinstudium.at/node/22893

Untertest: Textverständnis
Titel: **Textverständnis im EMS, TMS** von Alexander Hetzel
ISBN: 978-3950333206
Preis: 19,90 EUR

Kurzbeschreibung
Dieses Übungsbuch bereitet gezielt auf den Untertest „Textverständnis" im EMS, TMS und MedAT-H vor. Es beinhaltet:
- ✓ 38 Medizinische Übungstexte zu EMS, TMS und MedAT-H relevanten Themen mit 214 Fragen und Antworten
- ✓ Lösungsstrategien, Tipps und Tricks zur effizienten Bearbeitung der Textaufgaben
- ✓ Einen integrierten Lernplan mit Auswertungsbogen

Untertest: Quantitative und formale Probleme
Titel: **Quantitative und formale Probleme – Mathe im EMS, TMS** von Alexander Hetzel
ISBN: 978-3-9503332-2-0
Preis: 19,90 EUR

Kurzbeschreibung
Dieses Buch beinhaltet:
- ✓ Das komplette relevante Mathe-Basiswissen für den EMS, TMS & MedAT-H
- ✓ Lösungsstrategien und Grundaufgabentypen für den EMS, TMS & MedAT-H
- ✓ Über 100 Übungsaufgaben zum Mathe-Basiswissen
- ✓ 50 EMS/TMS & 28 MedAT-H Übungsaufgaben mit Musterlösungen inklusive einer EMS/TMS Simulation und einer MedAT-H Simulation

Untertest: Muster zuordnen
Titel: **Muster zuordnen im EMS & TMS. Das Übungsbuch** von Anselm Pfeiffer
ISBN: 978-3-944902-00-5
Preis: 15,90 EUR

Kurzbeschreibung
Dieses Buch beinhaltet:
- ✓ genaue Analyse der originalen EMS und TMS Aufgaben mit Verweisen auf typische Fehlerquellen
- ✓ Erklärung der Bearbeitungsstrategie anhand von Musterbeispielen für eine schnelle und sichere Bearbeitung der Aufgaben
- ✓ 7 komplette Untertests mit 168 verschiedenen Übungsaufgaben, die den Aufgaben im EMS und TMS in Form und Schwierigkeit entsprechen

Empfohlen werden können auch die Bücher von Fritest unter www.fritest.ch/cms/Bestellen

Untertest: Schlauchfiguren
Titel: **Schlauchfiguren im EMS & TMS. Das Übungsbuch** von Constantin Lechner
ISBN: 978-3-944902-04-3
Preis: 15,90 EUR

Kurzbeschreibung
Dieser Untertest zählt im TMS (Deutschland) und EMS (Schweiz) zu den sehr gut trainierbaren Untertests. Das Buch beinhaltet:
- ✓ 200 verschiedene Aufgaben für ein ergiebiges Training
- ✓ genaue Analyse der typischen Fallen und Fehler n in den originalen Tests, hilfreiche Tipps zu einer effizienteren und schnelleren Bearbeitung

Untertest: Diagramme und Tabellen

Nicht empfohlen wird das Arbeitsbuch „Diagramme und Tabellen" von Meditrain!

Titel: **Den Eignungstest zum Medizinstudium TMS-EMS erfolgreich trainieren, Band 5: Diagramme und Tabellen**
Verlag: MTK-Verlag Klaus Gabnach; Auflage: 6. Aufl. (1. Januar 2009)
ISBN: 978-3930715077
Preis: 35 EUR

Wir finden das Buch mehr verwirrend als hilfreich. Unserer Meinung nach wird hier viel zu viel Wert auf die Suche nach angeblichen Fallen gelegt, die wir aber in dem Ausmaß nicht in den TMS Übungsbüchern, als auch nicht im EMS wieder finden konnten.

Zur Vorbereitung auf den Untertest „Diagramme und Tabellen" eignet sich auch z.B. ein übliches Physiologie Buch. Uns ist aufgefallen, dass die Diagramme oft physiologische Zusammenhänge darstellen, die identisch in Physiologie Büchern zu finden sind wie z.B. die Dunkeladaptationskurve oder Sauerstoffbindungskurve von Hämoglobin etc. Diese Zusammenhänge schon im Voraus zu kennen, könnte einen Vorteil bedeuten. Das gilt auch für den Untertest: „Textverständnis". Die Empfehlung richtet sich jedoch nur an Hochmotivierte. Das u.g. Buch, der Klassiker für Physiologie im Medizinstudium, mit dem 90 % unseres Semesters im 4ten Semester lernten, da es einfach und verständlich geschrieben ist.

Titel: **Kurzlehrbuch Physiologie**
Verlag: Thieme, Stuttgart; Auflage: 2., korrigierte A. (13. Juli 2005)
ISBN: 978-3131364326
Preis: 29,95 EUR

15.2.1. WEITERE BÜCHEREMPFEHLUNGEN

Titel: **So überwinden Sie Prüfungsängste** (Taschenbuch) von Doris Wolf und Rolf Merkle
Verlag: Pal; Auflage: 12., Aufl. (2001)
ISBN: 3923614365
Preis: EUR 9,80

Kurzbeschreibung
Schieben Sie die Prüfungsvorbereitungen vor sich her, bis die Angst Ihnen im Nacken sitzt? Haben Sie schlaflose Nächte vor der Prüfung? Haben Sie Probleme, sich zu konzentrieren und zum Lernen zu motivieren? Dann kann Ihnen dieses Buch dabei helfen, sich fachlich und psychologisch optimal auf die Prüfung vorzubereiten. Es bietet für ganz verschiedene Arten von Prüfungen (Abitur, Examina, Führerschein- und Fortbildungsprüfung, Bewerbungsgespräch, Prüfung in einem Hobby) konkrete Strategien, die Ihnen helfen werden, Ihre Angst besser in den Griff zu bekommen. Sie erfahren, - wie Prüfungsängste entstehen,- wie Sie mit der Angst vor der Angst umgehen können,- wie Sie sich und Ihr Selbstvertrauen aufbauen können,- wie Sie gelassener und ruhiger in Prüfungen gehen

können,- wie Sie sich motivieren können,- wie Sie sich besser konzentrieren und an das Gelernte erinnern können.

Titel: Brain Fitness. Das neue Gedächtnistraining (Broschiert)
Verlag: Moderne Verlagsges. Mvg; Auflage: 1., Aufl. (19. Januar 2007)
ISBN-10: 363607184X
Preis: 19,90 EUR

Kurzbeschreibung
Welcher Lerntyp sind Sie? „Brain Fitness" zeigt, wie Sie typgerecht arbeiten und Ihr Gedächtnis zu neuen Höchstleistungen befähigen. In diesem Buch stehen nützliche Tipps, wie man seine Merkfähigkeit für den Untertest Fakten lernen verbessern kann. Enthält teils nützliche Tipps für die Untertest: Fakten und Figuren lernen.

Untertest Medizinisch naturwissenschaftliches Grundverständnis und Textverständnis
Titel: **Speed Reading: Schneller lesen - Mehr verstehen - Besser behalten** (Goldmanns Taschenbücher) (Broschiert) von Tony Buzan
Verlag: Goldmann Verlag; Auflage: 1 (8. Januar 2007)
ISBN: 3442168481
Preis: 7,95 EUR

Kurzbeschreibung
Mit Speed Reading kommt man schneller durch ganze Stapel von ungelesenen Büchern, Zeitschriften, Berichten und E-Mails. Die von Tony Buzan entwickelte einzigartige Mind-Map-Technik ermöglicht es, Inhalte schneller aufzunehmen, länger zu speichern und bei Bedarf leichter abzurufen und anzuwenden. Wer dieses Buch gelesen hat, liest in Zukunft cleverer! Für Studenten, Manager und andere Vielleser, die die täglich wachsende Informationsflut besser bewältigen wollen.

Speedreading braucht Zeit um es zu erlernen, könnte euch jedoch im Untertest medizinisch naturwissenschaftliches Grundverständnis von Vorteil sein. Wir können nicht nur speziell dieses Buch empfehlen. Es eignet sich auch jedes vergleichbare Buch.

Wir empfehlen generell Dich mit naturwissenschaftlichen Texten auseinander zu setzen und Dein Verständnis komplexer Texte zu verbessern. Z.B. kann das Lesen von „Spektrum der Wissenschaft" empfohlen werden.

http://www.spektrum.de/

Lösungen zu den Übungsaufgaben

Nr.	Figuren Lernen
1	(A) ☐ (B) ☐ (C) ☒ (D) ☐ (E) ☐
2	(A) ☐ (B) ☐ (C) ☐ (D) ☒ (E) ☐
3	(A) ☒ (B) ☐ (C) ☐ (D) ☐ (E) ☐
4	(A) ☐ (B) ☒ (C) ☐ (D) ☐ (E) ☐
5	(A) ☐ (B) ☐ (C) ☐ (D) ☐ (E) ☒
6	(A) ☐ (B) ☒ (C) ☐ (D) ☐ (E) ☐
7	(A) ☐ (B) ☐ (C) ☒ (D) ☐ (E) ☐
8	(A) ☐ (B) ☐ (C) ☐ (D) ☒ (E) ☐
9	(A) ☐ (B) ☐ (C) ☒ (D) ☐ (E) ☐
10	(A) ☒ (B) ☐ (C) ☐ (D) ☐ (E) ☐
11	(A) ☒ (B) ☐ (C) ☐ (D) ☐ (E) ☐
12	(A) ☒ (B) ☐ (C) ☐ (D) ☐ (E) ☐
13	(A) ☐ (B) ☐ (C) ☐ (D) ☐ (E) ☒
14	(A) ☐ (B) ☒ (C) ☐ (D) ☐ (E) ☐
15	(A) ☐ (B) ☐ (C) ☐ (D) ☒ (E) ☐
16	(A) ☐ (B) ☐ (C) ☐ (D) ☐ (E) ☒
17	(A) ☐ (B) ☐ (C) ☐ (D) ☐ (E) ☒
18	(A) ☐ (B) ☐ (C) ☐ (D) ☐ (E) ☒
19	(A) ☐ (B) ☐ (C) ☒ (D) ☐ (E) ☐
20	(A) ☐ (B) ☐ (C) ☒ (D) ☐ (E) ☐

Nr.	Fakten lernen
1	(A) ☐ (B) ☐ (C) ☐ (D) ☒ (E) ☐
2	(A) ☐ (B) ☒ (C) ☐ (D) ☐ (E) ☐
3	(A) ☒ (B) ☐ (C) ☐ (D) ☐ (E) ☐
4	(A) ☐ (B) ☐ (C) ☒ (D) ☐ (E) ☐
5	(A) ☒ (B) ☐ (C) ☐ (D) ☐ (E) ☐
6	(A) ☐ (B) ☐ (C) ☒ (D) ☐ (E) ☐
7	(A) ☐ (B) ☒ (C) ☐ (D) ☐ (E) ☐
8	(A) ☐ (B) ☐ (C) ☒ (D) ☐ (E) ☐
9	(A) ☐ (B) ☐ (C) ☐ (D) ☒ (E) ☐
10	(A) ☒ (B) ☐ (C) ☐ (D) ☐ (E) ☐

Nr.	Planen und Organisieren
1	(A) ☐ (B) ☐ (C) ☒ (D) ☐ (E) ☐
2	(A) ☐ (B) ☒ (C) ☐ (D) ☐ (E) ☐
3	(A) ☒ (B) ☐ (C) ☐ (D) ☐ (E) ☐
4	(A) ☐ (B) ☒ (C) ☐ (D) ☐ (E) ☐
5	(A) ☐ (B) ☐ (C) ☒ (D) ☐ (E) ☐
6	(A) ☐ (B) ☐ (C) ☐ (D) ☒ (E) ☐
7	(A) ☒ (B) ☐ (C) ☐ (D) ☐ (E) ☐
8	(A) ☐ (B) ☒ (C) ☐ (D) ☐ (E) ☐
9	(A) ☐ (B) ☒ (C) ☐ (D) ☐ (E) ☐
10	(A) ☐ (B) ☒ (C) ☐ (D) ☐ (E) ☐

Nr.	Muster zuordnen
1	(A) ☐ (B) ☐ (C) ☐ (D) ☐ (E) ☒
2	(A) ☐ (B) ☐ (C) ☐ (D) ☐ (E) ☒
3	(A) ☐ (B) ☐ (C) ☒ (D) ☐ (E) ☐
4	(A) ☐ (B) ☐ (C) ☐ (D) ☒ (E) ☐
5	(A) ☐ (B) ☐ (C) ☐ (D) ☐ (E) ☒
6	(A) ☐ (B) ☐ (C) ☒ (D) ☐ (E) ☐
7	(A) ☒ (B) ☐ (C) ☐ (D) ☐ (E) ☐
8	(A) ☐ (B) ☒ (C) ☐ (D) ☐ (E) ☐
9	(A) ☐ (B) ☒ (C) ☐ (D) ☐ (E) ☐
10	(A) ☐ (B) ☐ (C) ☒ (D) ☐ (E) ☐
11	(A) ☒ (B) ☐ (C) ☐ (D) ☐ (E) ☐
12	(A) ☒ (B) ☐ (C) ☐ (D) ☐ (E) ☐
13	(A) ☐ (B) ☐ (C) ☐ (D) ☐ (E) ☒
14	(A) ☐ (B) ☐ (C) ☒ (D) ☐ (E) ☐
15	(A) ☒ (B) ☐ (C) ☐ (D) ☐ (E) ☐
16	(A) ☐ (B) ☒ (C) ☐ (D) ☐ (E) ☐
17	(A) ☐ (B) ☐ (C) ☐ (D) ☒ (E) ☐
18	(A) ☒ (B) ☐ (C) ☐ (D) ☐ (E) ☐
19	(A) ☐ (B) ☒ (C) ☐ (D) ☐ (E) ☐
20	(A) ☐ (B) ☐ (C) ☒ (D) ☐ (E) ☐

Nr.					
11	(A) ☐	(B) ☒	(C) ☐	(D) ☐	(E) ☐
12	(A) ☐	(B) ☐	(C) ☐	(D) ☐	(E) ☒
13	(A) ☒	(B) ☐	(C) ☐	(D) ☐	(E) ☐
14	(A) ☒	(B) ☐	(C) ☐	(D) ☐	(E) ☐
15	(A) ☐	(B) ☐	(C) ☒	(D) ☐	(E) ☐
16	(A) ☐	(B) ☐	(C) ☐	(D) ☒	(E) ☐
17	(A) ☐	(B) ☐	(C) ☐	(D) ☒	(E) ☐
18	(A) ☒	(B) ☐	(C) ☐	(D) ☐	(E) ☐
19	(A) ☐	(B) ☒	(C) ☐	(D) ☐	(E) ☐
20	(A) ☐	(B) ☐	(C) ☐	(D) ☒	(E) ☐

Nr.	Med. nat. Grundverständnis				
1	(A) ☒	(B) ☐	(C) ☐	(D) ☐	(E) ☐
2	(A) ☐	(B) ☒	(C) ☐	(D) ☐	(E) ☐
3	(A) ☐	(B) ☒	(C) ☐	(D) ☐	(E) ☐
4	(A) ☒	(B) ☐	(C) ☐	(D) ☐	(E) ☐
5	(A) ☐	(B) ☐	(C) ☐	(D) ☒	(E) ☐
6	(A) ☐	(B) ☐	(C) ☒	(D) ☐	(E) ☐
7	(A) ☐	(B) ☐	(C) ☐	(D) ☐	(E) ☒
8	(A) ☐	(B) ☐	(C) ☒	(D) ☐	(E) ☐

Nr.	Schlauchfiguren				
1	(A) ☐	(B) ☐	(C) ☐	(D) ☐	(E) ☒
2	(A) ☒	(B) ☐	(C) ☐	(D) ☐	(E) ☐
3	(A) ☐	(B) ☐	(C) ☐	(D) ☐	(E) ☒
4	(A) ☐	(B) ☐	(C) ☐	(D) ☐	(E) ☒
5	(A) ☒	(B) ☐	(C) ☐	(D) ☐	(E) ☐
6	(A) ☐	(B) ☐	(C) ☐	(D) ☒	(E) ☐
7	(A) ☐	(B) ☐	(C) ☒	(D) ☐	(E) ☐
8	(A) ☐	(B) ☒	(C) ☐	(D) ☐	(E) ☐
9	(A) ☐	(B) ☒	(C) ☐	(D) ☐	(E) ☐
10	(A) ☐	(B) ☐	(C) ☐	(D) ☒	(E) ☐
11	(A) ☐	(B) ☒	(C) ☐	(D) ☐	(E) ☐
12	(A) ☐	(B) ☒	(C) ☐	(D) ☐	(E) ☐
13	(A) ☐	(B) ☒	(C) ☐	(D) ☐	(E) ☐
14	(A) ☒	(B) ☐	(C) ☐	(D) ☐	(E) ☐
15	(A) ☒	(B) ☐	(C) ☐	(D) ☐	(E) ☐
16	(A) ☐	(B) ☒	(C) ☐	(D) ☐	(E) ☐
17	(A) ☐	(B) ☐	(C) ☒	(D) ☐	(E) ☐
18	(A) ☐	(B) ☐	(C) ☐	(D) ☒	(E) ☐
19	(A) ☐	(B) ☐	(C) ☒	(D) ☐	(E) ☐
20	(A) ☐	(B) ☐	(C) ☒	(D) ☐	(E) ☐

Nr.	Textverständnis				
4	(A) ☐	(B) ☒	(C) ☐	(D) ☐	(E) ☐
5	(A) ☒	(B) ☐	(C) ☐	(D) ☐	(E) ☐
6	(A) ☐	(B) ☐	(C) ☐	(D) ☐	(E) ☒
7	(A) ☐	(B) ☒	(C) ☐	(D) ☐	(E) ☐
8	(A) ☒	(B) ☐	(C) ☐	(D) ☐	(E) ☐
9	(A) ☐	(B) ☐	(C) ☐	(D) ☒	(E) ☐
10	(A) ☐	(B) ☒	(C) ☐	(D) ☐	(E) ☐
11	(A) ☒	(B) ☐	(C) ☐	(D) ☐	(E) ☐
12	(A) ☐	(B) ☐	(C) ☐	(D) ☒	(E) ☐
13	(A) ☐	(B) ☐	(C) ☐	(D) ☐	(E) ☒
14	(A) ☐	(B) ☐	(C) ☒	(D) ☐	(E) ☐
15	(A) ☐	(B) ☒	(C) ☐	(D) ☐	(E) ☐
16	(A) ☐	(B) ☐	(C) ☐	(D) ☐	(E) ☒
17	(A) ☒	(B) ☐	(C) ☐	(D) ☐	(E) ☐
18	(A) ☐	(B) ☒	(C) ☐	(D) ☐	(E) ☐

Korrigierter Lösungsschlüssel für die Übungsaufgaben

Nr.	Figuren Lernen
1	(E)
2	(C)
3	(D)
4	(B)
5	(A)
6	(B)
7	(E)
8	(C)
9	(E)
10	(D)
11	(D)
12	(D)
13	(A)
14	(B)
15	(C)
16	(A)
17	(A)
18	(A)
19	(E)
20	(E)

Nr.	Fakten lernen
1	(C)
2	(B)
3	(C)
4	(D)
5	(A)
6	(D)
7	(B)
8	(A)
9	(C)
10	(A)

Nr.	Planen und Organisieren
1	(C)
2	(B)
3	(A)
4	(B)
5	(C)
6	(D)
7	(A)
8	(B)
9	(B)
10	(B)

Nr.	Muster zuordnen
1	(E)
2	(E)
3	(C)
4	(D)
5	(E)
6	(C)
7	(A)
8	(B)
9	(B)
10	(C)
11	(A)
12	(A)
13	(E)
14	(C)
15	(A)
16	(B)
17	(D)
18	(A)
19	(B)
20	(C)

Nr.					
11	(A) ☐	(B) ☒	(C) ☐	(D) ☐	(E) ☐
12	(A) ☐	(B) ☐	(C) ☐	(D) ☐	(E) ☒
13	(A) ☒	(B) ☐	(C) ☐	(D) ☐	(E) ☐
14	(A) ☒	(B) ☐	(C) ☐	(D) ☐	(E) ☐
15	(A) ☐	(B) ☐	(C) ☒	(D) ☐	(E) ☐
16	(A) ☐	(B) ☐	(C) ☐	(D) ☒	(E) ☐
17	(A) ☐	(B) ☐	(C) ☐	(D) ☒	(E) ☐
18	(A) ☒	(B) ☐	(C) ☐	(D) ☐	(E) ☐
19	(A) ☐	(B) ☒	(C) ☐	(D) ☐	(E) ☐
20	(A) ☐	(B) ☐	(C) ☐	(D) ☒	(E) ☐

Nr.	Med. nat. Grundverständnis				
1	(A) ☒	(B) ☐	(C) ☐	(D) ☐	(E) ☐
2	(A) ☐	(B) ☒	(C) ☐	(D) ☐	(E) ☐
3	(A) ☐	(B) ☒	(C) ☐	(D) ☐	(E) ☐
4	(A) ☒	(B) ☐	(C) ☐	(D) ☐	(E) ☐
5	(A) ☐	(B) ☐	(C) ☐	(D) ☒	(E) ☐
6	(A) ☐	(B) ☐	(C) ☒	(D) ☐	(E) ☐
7	(A) ☐	(B) ☐	(C) ☐	(D) ☐	(E) ☒
8	(A) ☐	(B) ☐	(C) ☒	(D) ☐	(E) ☐

Nr.	Schlauchfiguren				
1	(A) ☐	(B) ☐	(C) ☐	(D) ☐	(E) ☒
2	(A) ☒	(B) ☐	(C) ☐	(D) ☐	(E) ☐
3	(A) ☐	(B) ☐	(C) ☐	(D) ☐	(E) ☒
4	(A) ☒	(B) ☐	(C) ☐	(D) ☐	(E) ☒
5	(A) ☒	(B) ☐	(C) ☐	(D) ☐	(E) ☐
6	(A) ☐	(B) ☐	(C) ☐	(D) ☒	(E) ☐
7	(A) ☐	(B) ☐	(C) ☒	(D) ☐	(E) ☐
8	(A) ☐	(B) ☒	(C) ☐	(D) ☐	(E) ☐
9	(A) ☐	(B) ☒	(C) ☐	(D) ☐	(E) ☐
10	(A) ☐	(B) ☐	(C) ☐	(D) ☒	(E) ☐
11	(A) ☐	(B) ☒	(C) ☐	(D) ☐	(E) ☐
12	(A) ☐	(B) ☒	(C) ☐	(D) ☐	(E) ☐
13	(A) ☐	(B) ☒	(C) ☐	(D) ☐	(E) ☐
14	(A) ☒	(B) ☐	(C) ☐	(D) ☐	(E) ☐
15	(A) ☒	(B) ☐	(C) ☐	(D) ☐	(E) ☐
16	(A) ☐	(B) ☒	(C) ☐	(D) ☐	(E) ☐
17	(A) ☐	(B) ☐	(C) ☒	(D) ☐	(E) ☐
18	(A) ☐	(B) ☐	(C) ☐	(D) ☒	(E) ☐
19	(A) ☐	(B) ☐	(C) ☒	(D) ☐	(E) ☐
20	(A) ☐	(B) ☐	(C) ☒	(D) ☐	(E) ☐

Nr.	Textverständnis				
4	(A) ☐	(B) ☒	(C) ☐	(D) ☐	(E) ☐
5	(A) ☒	(B) ☐	(C) ☐	(D) ☐	(E) ☐
6	(A) ☐	(B) ☐	(C) ☐	(D) ☐	(E) ☒
7	(A) ☐	(B) ☒	(C) ☐	(D) ☐	(E) ☐
8	(A) ☒	(B) ☐	(C) ☐	(D) ☐	(E) ☐
9	(A) ☐	(B) ☐	(C) ☐	(D) ☒	(E) ☐
10	(A) ☐	(B) ☒	(C) ☐	(D) ☐	(E) ☐
11	(A) ☒	(B) ☐	(C) ☐	(D) ☐	(E) ☐
12	(A) ☐	(B) ☐	(C) ☐	(D) ☒	(E) ☐
13	(A) ☐	(B) ☐	(C) ☐	(D) ☐	(E) ☒
14	(A) ☐	(B) ☐	(C) ☒	(D) ☐	(E) ☐
15	(A) ☐	(B) ☒	(C) ☐	(D) ☐	(E) ☐
16	(A) ☐	(B) ☐	(C) ☐	(D) ☐	(E) ☒
17	(A) ☒	(B) ☐	(C) ☐	(D) ☐	(E) ☐
18	(A) ☐	(B) ☒	(C) ☐	(D) ☐	(E) ☐

16. LITERATURVERZEICHNIS

Amelang, M., & Schmidt-Atzert, L. (2006). *Psychologische Diagnostik und Intervention* (4 Ausg.). Berlin: Springer Verlag.

Böhmert, C. (2013). Darf man mit IQ-Tests Ethnien und Geschlechter vergleichen? . *Gehirn und Geist, 1*, 50.

Deter, B. (1982). *Zum Einfluss von Übung und Training auf den Test für Medizinische Studiengänge.* Braunschweig: Agentur Pedersen.

Freiburg, Z. f. (2007). *Test Info '07. Version A. Eignungstest für das Medizinstudium (EMS).* Freiburg, Schweiz: ZTD - Zentrum für Testentwicklung und Diagnostik an der Universität Freiburg.

Freiburg, Z. f. (2005). *Vorbereitungsreport 2005. Vorbereitung auf den EMS – was und wie viel ist richtig?* Freiburg: ZTD.

GmbH, I. C. (2007). *Informationsbroschüre. Test für medizinische Studiengänge TMS 2008.* Bonn: ITB Consulting GmbH.

Gunther, K. (2012). *Erfolgsgedächtnis.* München: GOLDMANN.

Hänsgen, K., & Spicher, B. (2012). *Bericht 19 über die Durchführung und Ergebnisse 2012.* ZTD Zentrum für Testentwicklung und Diagnostik am Departement für Psychologie der Universität Freiburg, Freiburg.

Heidenberger, I. B. (15. März 2013). *Zeitblüten.* Abgerufen am 27. März 2013 von http://www.zeitblueten.com/news/atemuebungen/

Hesse, J., & Schrader, H. (2006). *Testtraining Rechnen und Mathematik - Eignungs- und Einstellungstests sicher bestehen* (1. Ausg.). München: STARK Verlagsgesellschaft mbH & Co. KG.

Hofmann, E., & Löhle, M. (2012). *Erfolgreich Lernen.* Göttingen: Hogrefe Verlag.

Institut für Test- und Begabungsforschung (Hrsg.). (1995). *Der neue TMS - Originalversion des Tests für mediuzinische Studiengänge im besonderen Auswahlverfahren.* Göttingen: Verlag für Psychologie Dr. C. Hogrefe.

Institut für Test- und Begabungsforschung (Hrsg.). (1995). *Test für medizinische Studiengänge - Aktualisierte Originalversion 2.* Göttingen: Verlag für Psychologie Dr. C. Hogrefe.

Leonhardt, H. (1981). *Histologie, Zytologie und Mikroanatomie des Menschen. Taschenlehrbuch der gesamten Anatomie - Band 3 mit Schlüssel zum Gegestandskatalog* (Bd. 3). Stuttgart, Deutschland: Georg Thieme Verlag Stuttgart - New York.

MEDI-LEARN.net GbR. (02. 05 2011). *Medi-learn Foren.* Abgerufen am 2013. 01 25 von http://www.medi-learn.de/foren/archive/index.php/t-60703-p-25.html

MEDI-LEARN.net GbR. (22. 01 2013). *Medi-leran Foren.* Abgerufen am 31. 01 2013 von http://www.medi-learn.de/foren/showthread.php?t=77539&page=41&highlight=tms+diagramme+tabellen

Medizinische Uni Graz. (19. Mai 2013). *Vorbereitung zum Aufnahmetest Humanmedizin - MedAT-H. Basiskenntnistest für medizinische Studien BMS.* Abgerufen am 19. Mai 2013 von http://vmc.medunigraz.at/add-on/course/view.php?id=14

Schneider, H. (2011). *EMS Test*. Abgerufen am 2013. 01 23 von http://www.ems-test.info/vorbereitung/figuren-lernen.html

Spillner, V. (3. Januar 2009). *Trainieren für den höheren IQ?* (S. d. Verlag, Herausgeber) Abgerufen am 16. Mai 2013 von Spektrum.de: http://www.spektrum.de/alias/vortragsbericht/trainieren-fuer-den-hoeheren-iq/983260

Tackmann, W. (1991). *Repetitorium der Histologie. 1. Teil: Zell- und Gewebelehre* (4. Ausg.). Berlin, Deutschland: Auxilium-Repetitorien.

Test Info´07. (2007). *Test Info´07. Version A. Eignungstest für das Medizinstudium (EMS)*. Freiburg, Schweiz: ZTD - Zentrum für Testentwicklung und Diagnostik an der Universität Freiburg.

TMS-Koordinationsstelle Universität Heidelberg . (2008). *TMS Test für medizinische Studiengänge*. Abgerufen am 2013. 01 22 von http://www.tms-info.org/index.php?ID=ergebnis_auswertung

Werner Metzig, M. S. (2003). *Lernen zu lernen: Lernstrategien wirkungsvoll einsetzen* (6. Ausg.). Berlin: Springer.

Wikipedia. (03. April 2013). *Alpha-1-Adrenozeptor*. Abgerufen am 19. Mai 2013 von http://de.wikipedia.org/wiki/Alpha-1-Adrenozeptor

Wikipedia. (15. Februar 2013). *Beta-Adrenozeptor*. Abgerufen am 19. Mai 2013 von http://de.wikipedia.org/wiki/Beta-Adrenozeptor

Wikipedia. (16. April 2013). *Eukaryoten*. Abgerufen am 19. Mai 2013 von http://de.wikipedia.org/wiki/Eukaryoten

Wikipedia. (22. 12 2012). *Exponentielles Wachstum*. Abgerufen am 29. 12 2012 von http://de.wikipedia.org/wiki/Exponentielles_Wachstum

Wikipedia. (23. 12 2012). *Halbwertszeit*. Abgerufen am 29. 12 2012 von http://de.wikipedia.org/wiki/Halbwertszeit

Wikipedia. (14. Mai 2013). *Insulin*. Abgerufen am 17. Mai 2013 von http://de.wikipedia.org/wiki/Insulin

Wikipedia. (14. Mai 2013). *Katecholamine*. Abgerufen am 19. Mai 2013 von http://de.wikipedia.org/wiki/Katecholamine

Wikipedia. (11. Februar 2013). *Laktoseintoleranz*. Abgerufen am 11. November 2013 von http://de.wikipedia.org/wiki/Laktoseintoleranz

Wikipedia. (28. 12 2012). *Wikipedia - Exponentialfunktion*. Abgerufen am 28. 12 2012 von http://de.wikipedia.org/wiki/Exponentialfunktion

Wikipedia. (13. 12 2012). *Wikipedia - Proportionaliät*. Abgerufen am 4. 1 2013 von http://de.wikipedia.org/wiki/Proportionalität

Wikipedia. (07. Mai 2013). *Zelle (Biologie)*. Abgerufen am 19. Mai 2013 von http://de.wikipedia.org/wiki/Zelle_(Biologie)

ZTD. (2005). *Vorbereitungsreport 2005. Vorbereitung auf den EMS – was und wie viel ist richtig?* Freiburg: ZTD - Zentrum für Testentwicklung und Diagnostik an der Universität Freiburg.

17. ABBILDUNGSVERZEICHNIS

Muster zuordnen: Nr. 1, 3 – 5 mit freundlicher Genehmigung, eigene Darstellung auf Basis von: Leonhardt, H. (1981). *Histologie, Zytologie und Mikroanatomie des Menschen. Taschenlehrbuch der gesamten Anatomie - Band 3 mit Schlüssel zum Gegestandskatalog* (Bd. 3). Stuttgart, Deutschland: Georg Thieme Verlag Stuttgart - New York.

Muster zuordnen: Nr. 2, 6 - 25 mit freundlicher Genehmigung, eigene Darstellung auf Basis von: Tackmann, W. (1991). *Repetitorium der Histologie. 1. Teil: Zell- und Gewebelehre* (4. Ausg.). Berlin, Deutschland: Auxilium-Repetitorien.